まんがでわかる！

元気が出る睡眠

カミムラ晋作［漫画］
鍛治恵［監修］

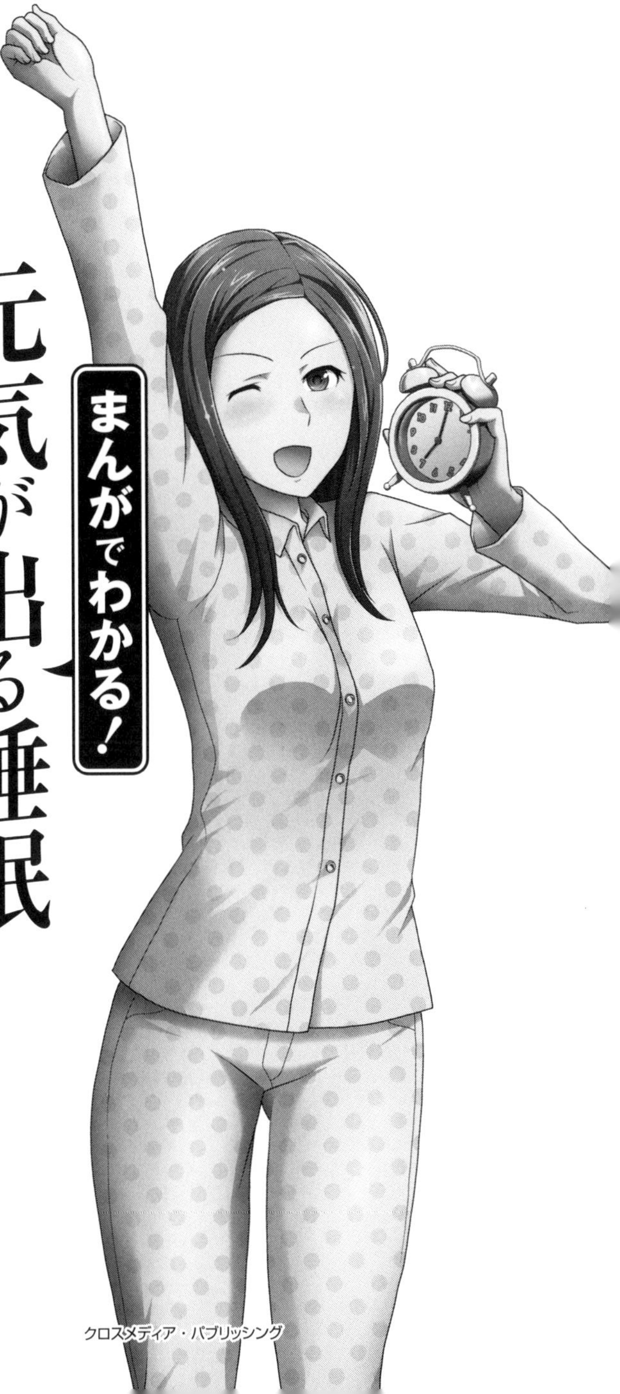

クロスメディア・パブリッシング

朝、起きられない
いくら寝ても疲れがとれない
ぐっすり眠れない

これから始まるのは、
そんな「眠り」の悩みから
あなたを解放するお話です。

まんがでわかる！
元気が出る睡眠

contents

Prologue

朝すっきり起きられないのはなぜ？

かくれ不眠を疑え

Story 0　人生を変える再会　10
Lecture 1　8時間睡眠でもダルいと感じる理由　30
Lecture 2　睡眠が変われば人生が変わる　32
colmun 0　誰でもショートスリーパーになれるのか？　34

Chapter 1

睡眠の質を下げるNG習慣を知る

普段の何気ない行動が快眠を遠ざける

Story 1　いざ、眠りを検証！　36
Lecture 3　睡眠の質を左右する「朝のリセット」　46
Lecture 4　心霊現象はここから生まれる？ やってはいけない眠り方　48
colmun 1　通勤電車で寝落ちする人はかくれ不眠？　50

Chapter 2

寝つきを見直す

スムーズな入眠が眠りの質を高める

Story 2　睡眠の3要素　52

Lecture 5　寝る前のバスタイムはシャワーで済まさず湯船に浸かる　62

Lecture 6　クタクタなのに眠れないのはなぜ？　64

colmun 2　眠れない夜は少し飲んでもいいけれど…　66

Chapter 3

体内時計を整える

やる気も集中力もリズム次第

Story 3　さーかでぃあんりずむ？　68

Lecture 7　夜型生活を朝型生活に変えるには？　78

Lecture 8　体内時計のリズムを使って睡魔を撃退！　80

colmun 3　最もよく効く目覚まし時計は脳内にある　82

Chapter 4

極端な短時間睡眠は病気を招く

睡眠不足と心身の病気

Story 4 睡眠欲を大切に 84
Lecture 9 寝不足はデブ要素をとにかく増やす 94
Lecture 10 安眠できる寝具選びのポイント 96
colmun 4 枕や寝間着にもこだわりを 98

Chapter 5

ほどよい疲れが快眠の源

スポーツと睡眠の深イイ関係

Story 5 テニスで快眠♪ 100
Lecture 11 夕方30分のジョギングで心地よい眠りと目覚めを手に入れる 110
Lecture 12 気持ちよく目覚められるタイミング 112
colmun 5 「睡眠のゴールデンタイム」は事実無根 114

Chapter 6

超多忙・不規則生活でも睡眠の質を保つ方法

緊急時のお助け快眠術

Story 6 出張帰りは眠さ倍増？ 116

Lecture 13 平日短時間睡眠が続いたら… 126

Lecture 14 避けられない徹夜を乗り切るコツ 128

colmun 6 時差ボケ対策 130

Epilogue

知識を習慣に変える

「知る→行う→習慣づける」の黄金サイクル

Story 7 さあ、一歩ずつ前へ！ 132

Lecture 15 夜中に目が覚めてしまうのはどうして？ 152

Lecture 16 まとまった眠りがとれないときは「分ける」 154

colmun 7 自分にとっての「最適な朝」を見つける 156

おわりに 157

参考文献 159

登場人物

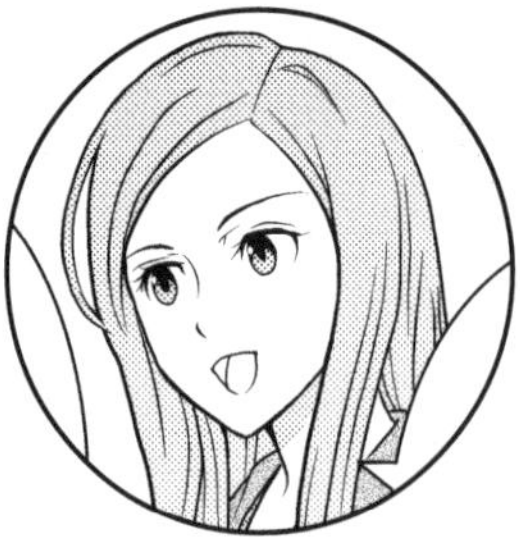

翠夏《すいか》（スイ）

出版社勤務２年目の編集者。
社交的でポジティブ、何事にも意欲的だが、最近はなぜだか疲れ気味。
人情味に厚く面倒見がよい。反面、ズボラでいい加減なところも。

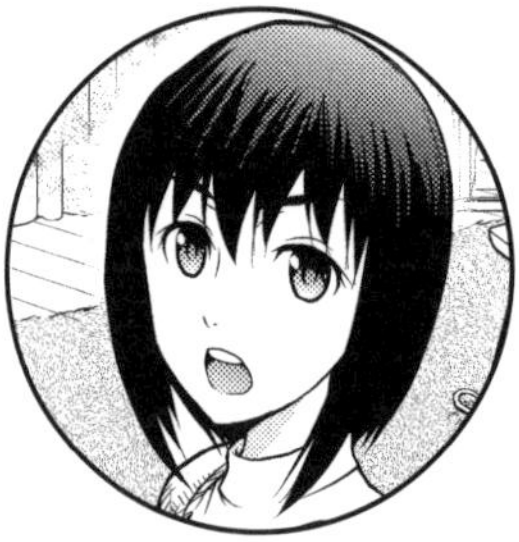

杏子《あんず》（アン）

臨床心理を専攻する大学４年生。
「睡眠」をテーマに卒論を進めている。
スイの睡眠事情を分析し、安眠へと導く手助けをする（ついでに自分のレポートの資料として使用する）ことを提案。

スイをとりまく編集部の人々

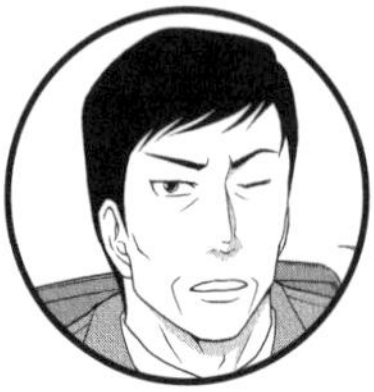

部長

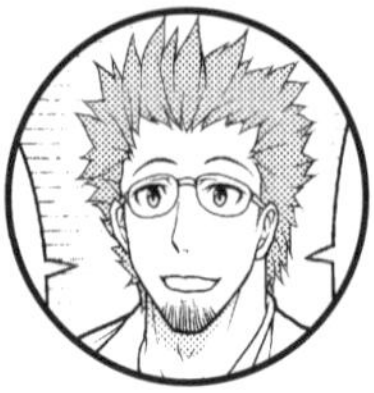

デスク

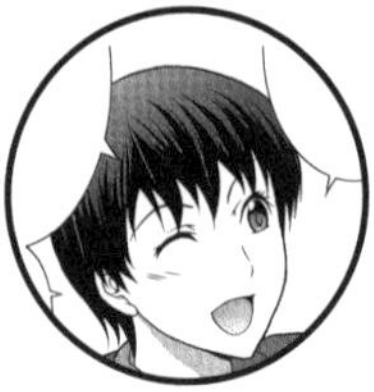

先輩

Prologue

朝すっきり起きられないのはなぜ？

かくれ不眠を疑え

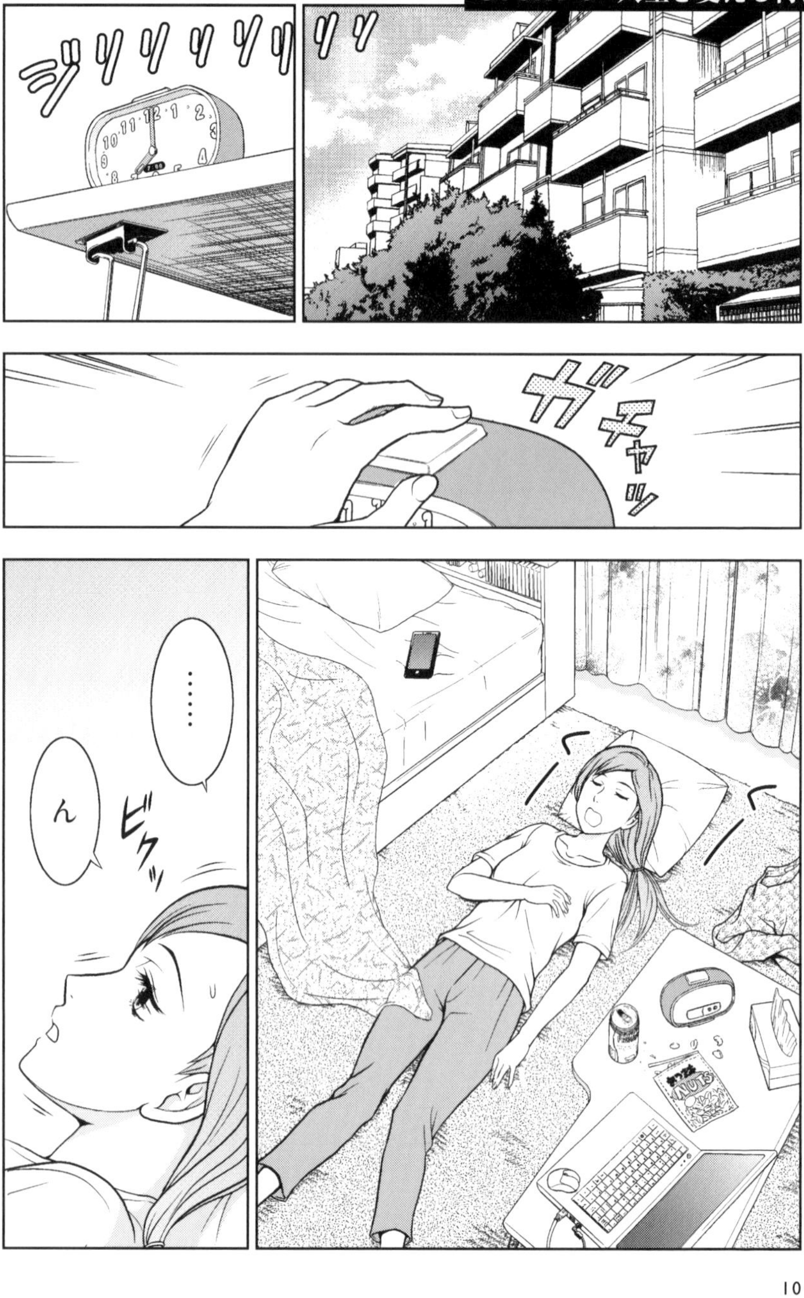
ジリリリリリリ
ガチャッ
くー
くー
……
ん
ビクッ

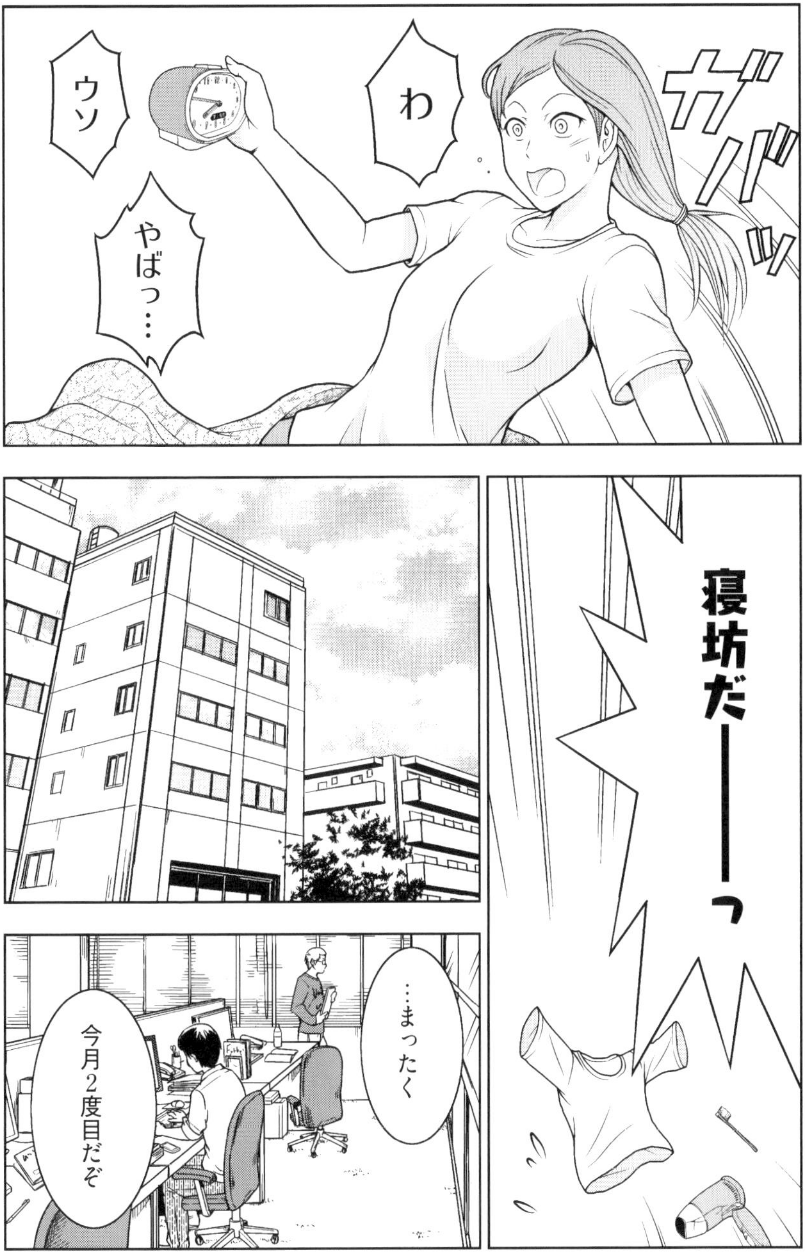
ガバッ
わ
ウソ
やばっ…
寝坊だーーっ
…まったく
今月2度目だぞ

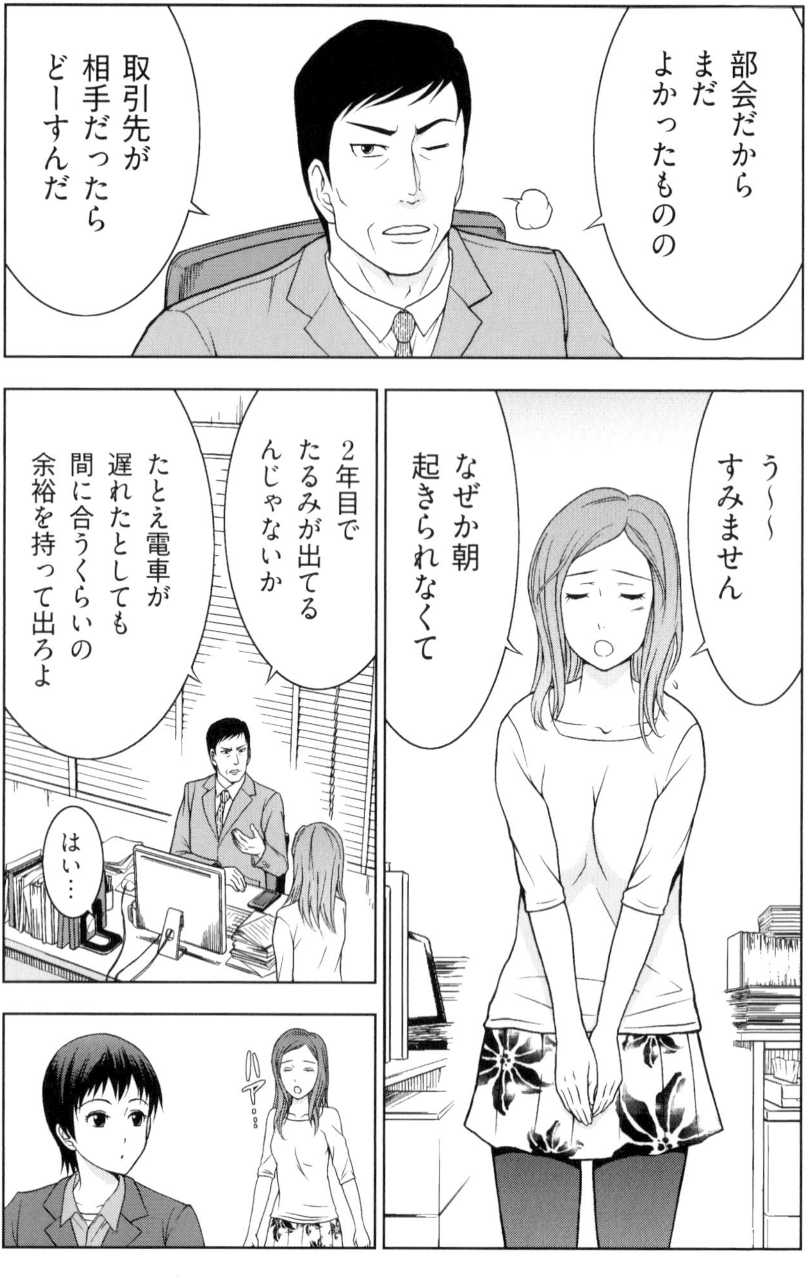
部会だから まだ よかったものの
取引先が 相手だったら どーすんだ
う～～ すみません
なぜか朝 起きられなくて
2年目で たるみが出てる んじゃないか
たとえ電車が 遅れたとしても 間に合うくらいの 余裕を持って出ろよ
はい…
ハア…

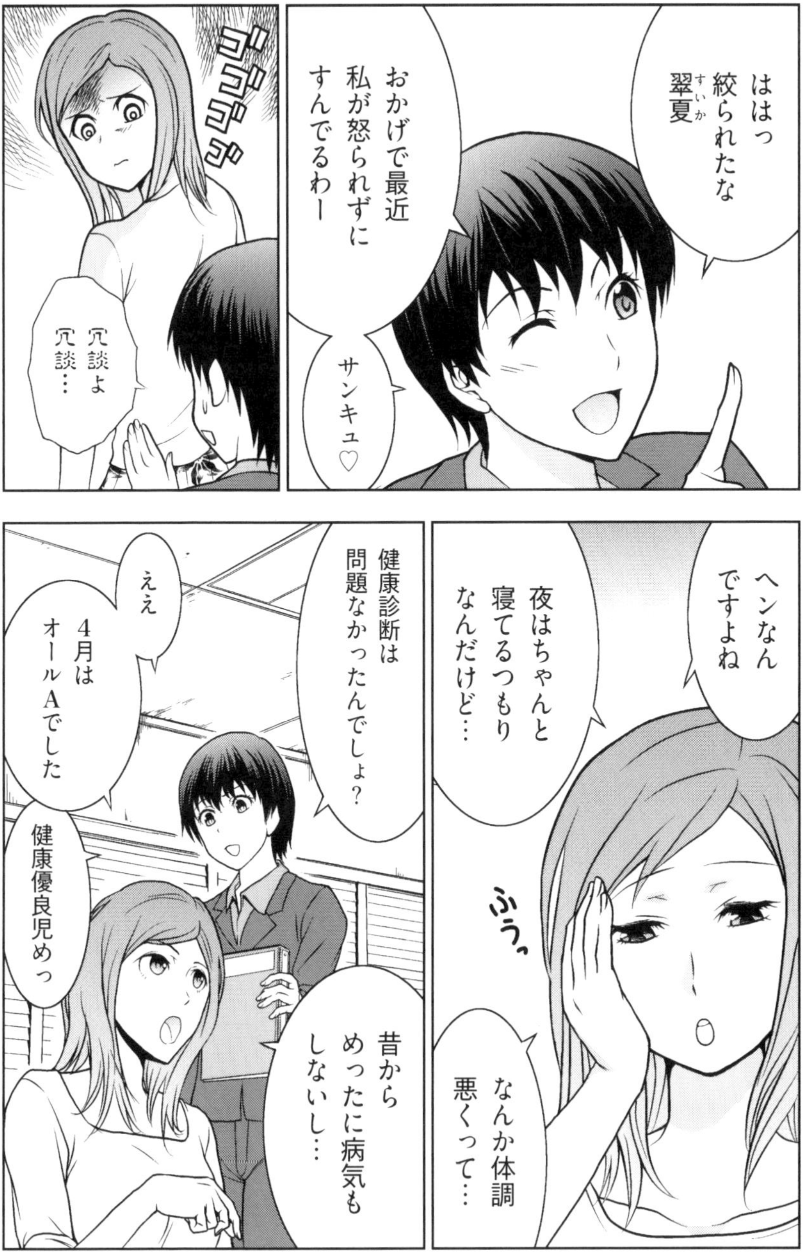
ははっ
絞られたな
翠夏《すいか》
おかげで最近
私が怒られずに
すんでるわー
サンキュ♡
ゴゴゴゴ
冗談よ
冗談…
ヘンなん
ですよね
夜はちゃんと
寝てるつもり
なんだけど…
ふぅっ
なんか体調
悪くって…
健康診断は
問題なかったんでしょ?
ええ
4月は
オールAでした
昔から
めったに病気も
しないし…
健康優良児めっ

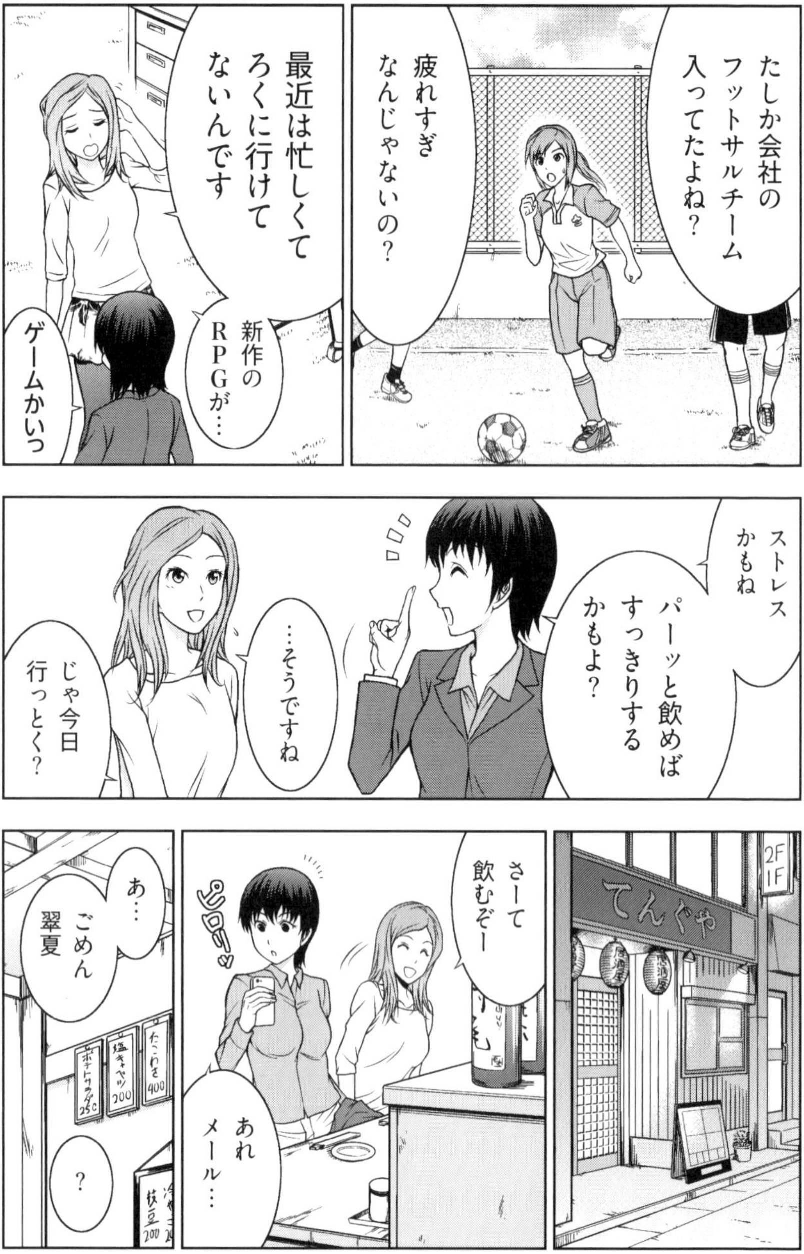
たしか会社のフットサルチーム入ってたよね？
疲れすぎなんじゃないの？
最近は忙しくてろくに行けてないんです
新作のRPGが…
ゲームかいっ
ストレスかもね
パーッと飲めばすっきりするかもよ？
…そうですね
じゃ今日行っとく？
2F
1F
てんぐや
さーて飲むぞー
ピロリッ
あれメール…
あ…
ごめん翠夏
たこわさ 400
塩キャベツ 200
ポテトサラダ 250
枝豆 200
？

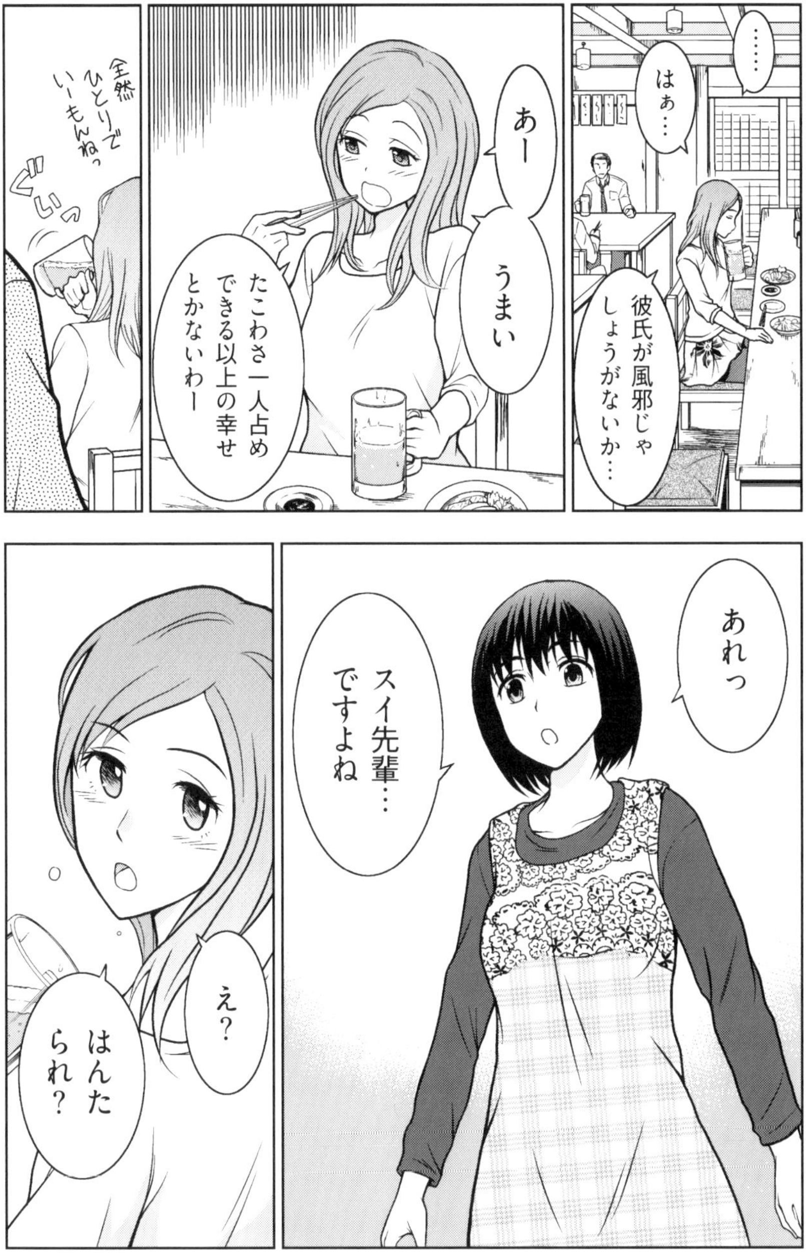
……
はぁ…
彼氏が風邪じゃしょうがないか…
あー
うまい
たこわさ一人占めできる以上の幸せとかないわー
全然ひとりでいーもんねっ
ぐいっ
あれっ
スイ先輩…ですよね
え?
はんたられ?

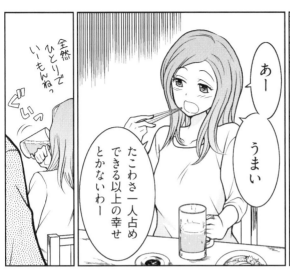

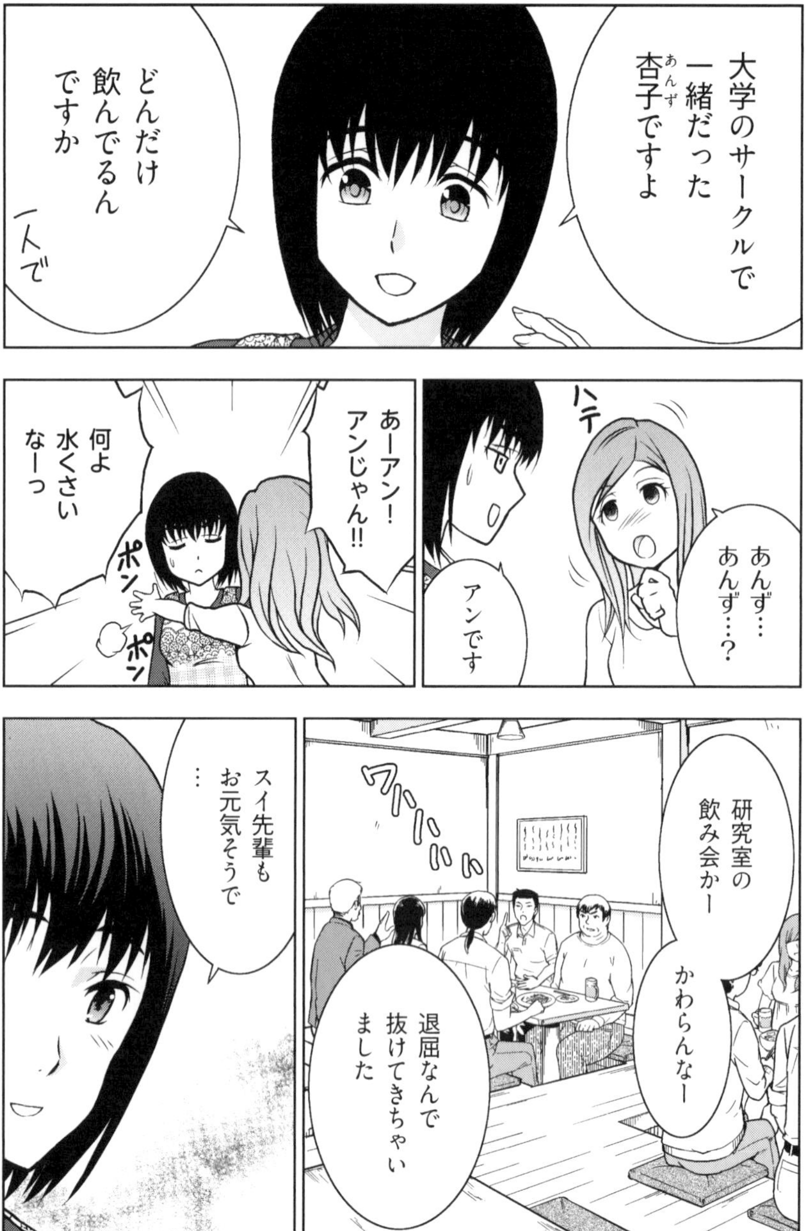
大学のサークルで一緒だった杏子《あんず》ですよ
どんだけ飲んでるんですか
一人で
ハテ
あんず…あんず…？
アンです
あーアン！アンじゃん!!
何よ水くさいなーっ
ポンポン
研究室の飲み会かー
かわらんなー
ワハハハハ
退屈なんで抜けてきちゃいました
スイ先輩もお元気そうで…

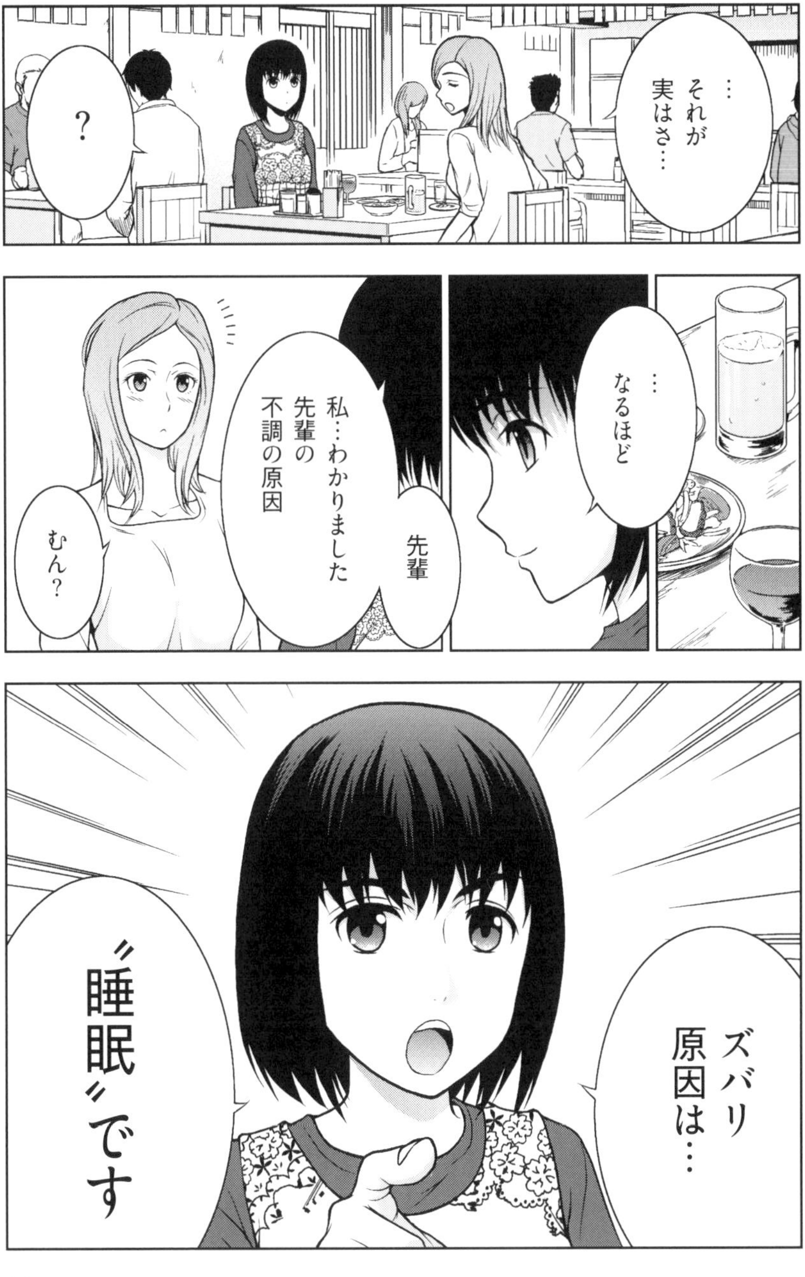
…それが実はさ…
?
…なるほど
先輩
私…わかりました先輩の不調の原因
むん?
ズバリ原因は…
〝睡眠〟です

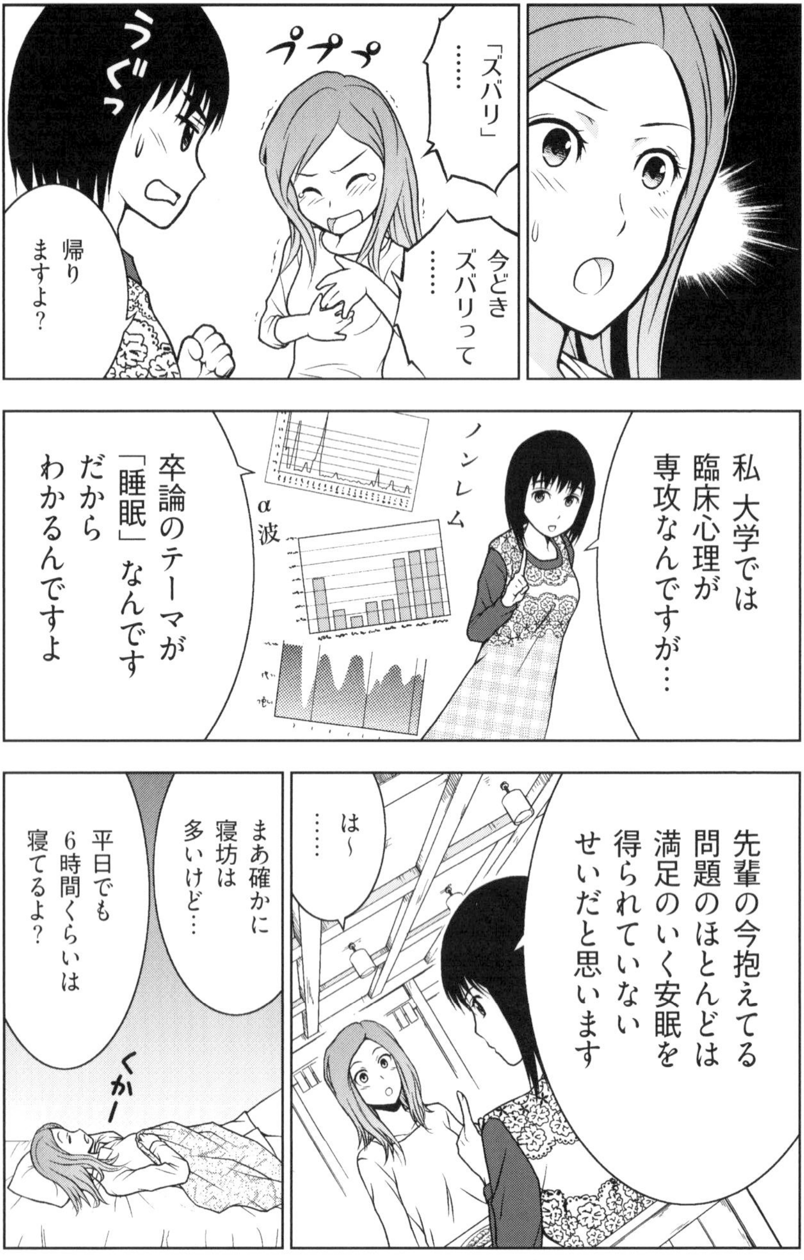
「ズバリ」……
今どきズバリって……
プププ
うぐっ
帰りますよ？
私 大学では臨床心理が専攻なんですが…
ノンレム
α波
卒論のテーマが「睡眠」なんですだからわかるんですよ
先輩の今抱えてる問題のほとんどは満足のいく安眠を得られていないせいだと思います
は～……
まあ確かに寝坊は多いけど…
平日でも6時間くらいは寝てるよ？
くかー

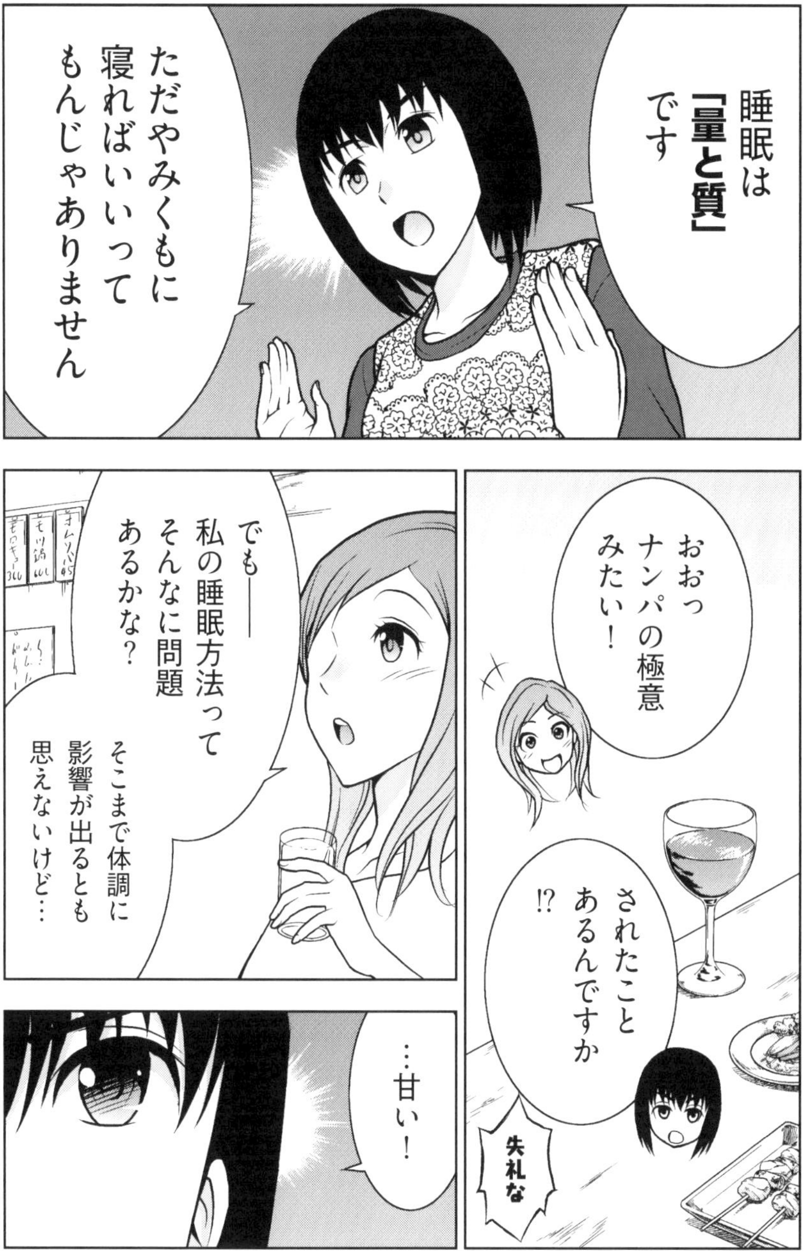
睡眠は「量と質」です
ただやみくもに寝ればいいってもんじゃありません
おおっナンパの極意みたい！
されたことあるんですか!?
失礼な
でも――私の睡眠方法ってそんなに問題あるかな？
そこまで体調に影響が出るとも思えないけど…
…甘い！

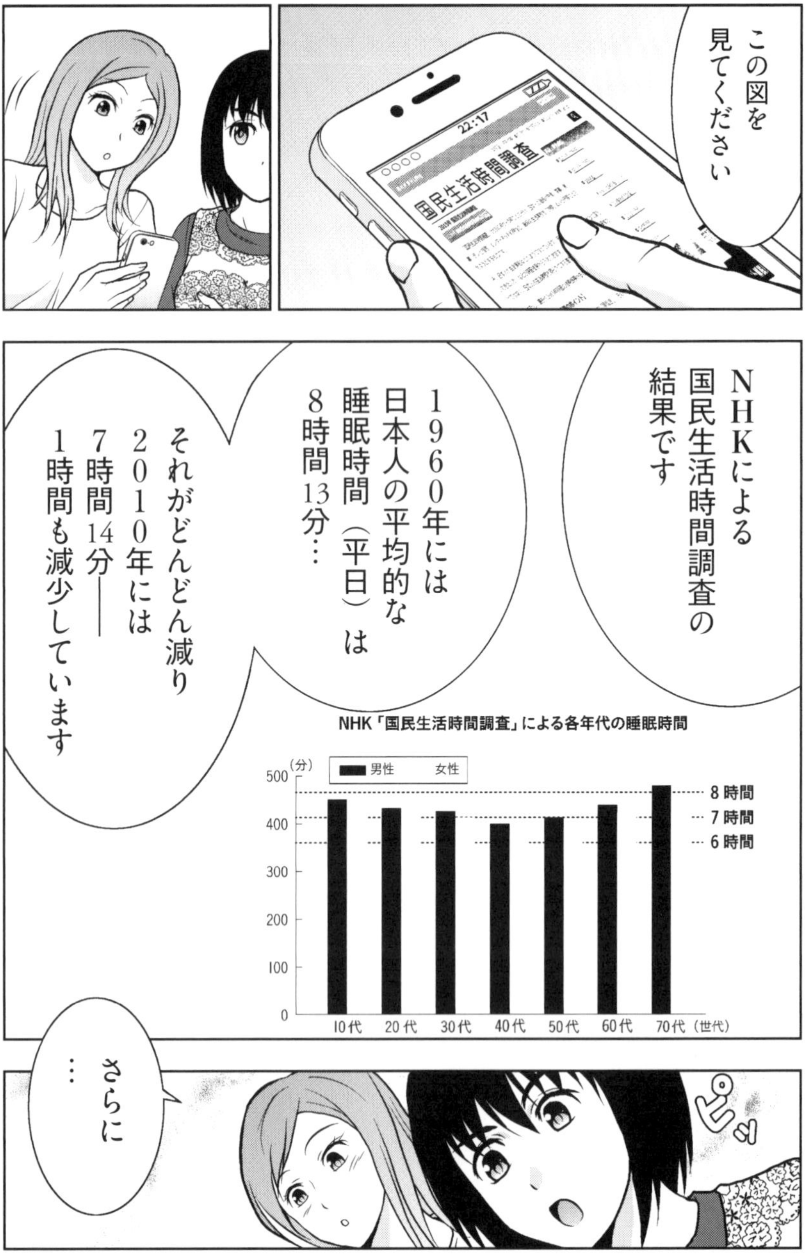

この図を見てください
22:17
国民生活時間調査
NHKによる国民生活時間調査の結果です
1960年には日本人の平均的な睡眠時間（平日）は8時間13分…
それがどんどん減り2010年には7時間14分――1時間も減少しています
NHK「国民生活時間調査」による各年代の睡眠時間
(分)
500
400
300
200
100
0
男性
女性
8時間
7時間
6時間
10代
20代
30代
40代
50代
60代
70代
（世代）
さらに……
ピッ

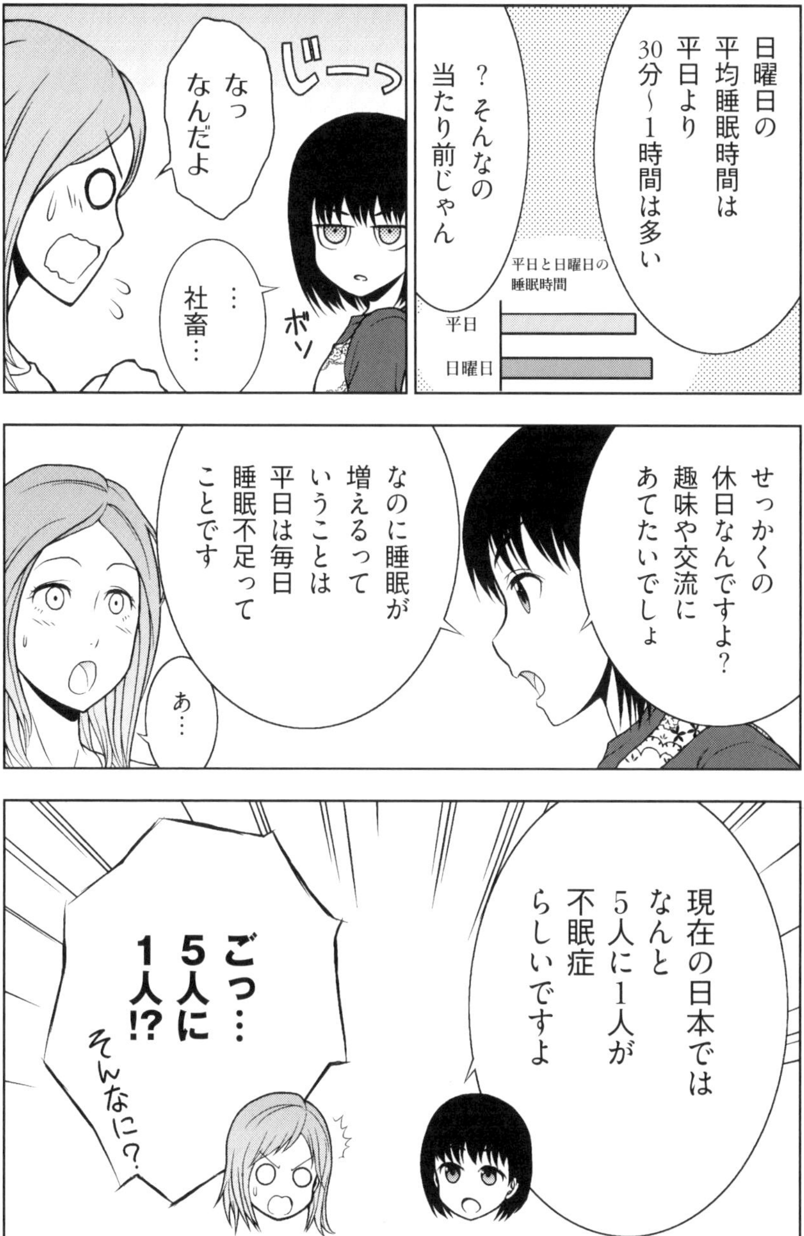
日曜日の平均睡眠時間は平日より30分~1時間は多い
平日と日曜日の睡眠時間
平日
日曜日
?そんなの当たり前じゃん
じーっ
なっ なんだよ
…社畜…
ボソ
せっかくの休日なんですよ?趣味や交流にあてたいでしょ
なのに睡眠が増えるっていうことは平日は毎日睡眠不足ってことです
あ…
現在の日本ではなんと5人に1人が不眠症らしいですよ
ごっ…5人に1人!? そんなに?

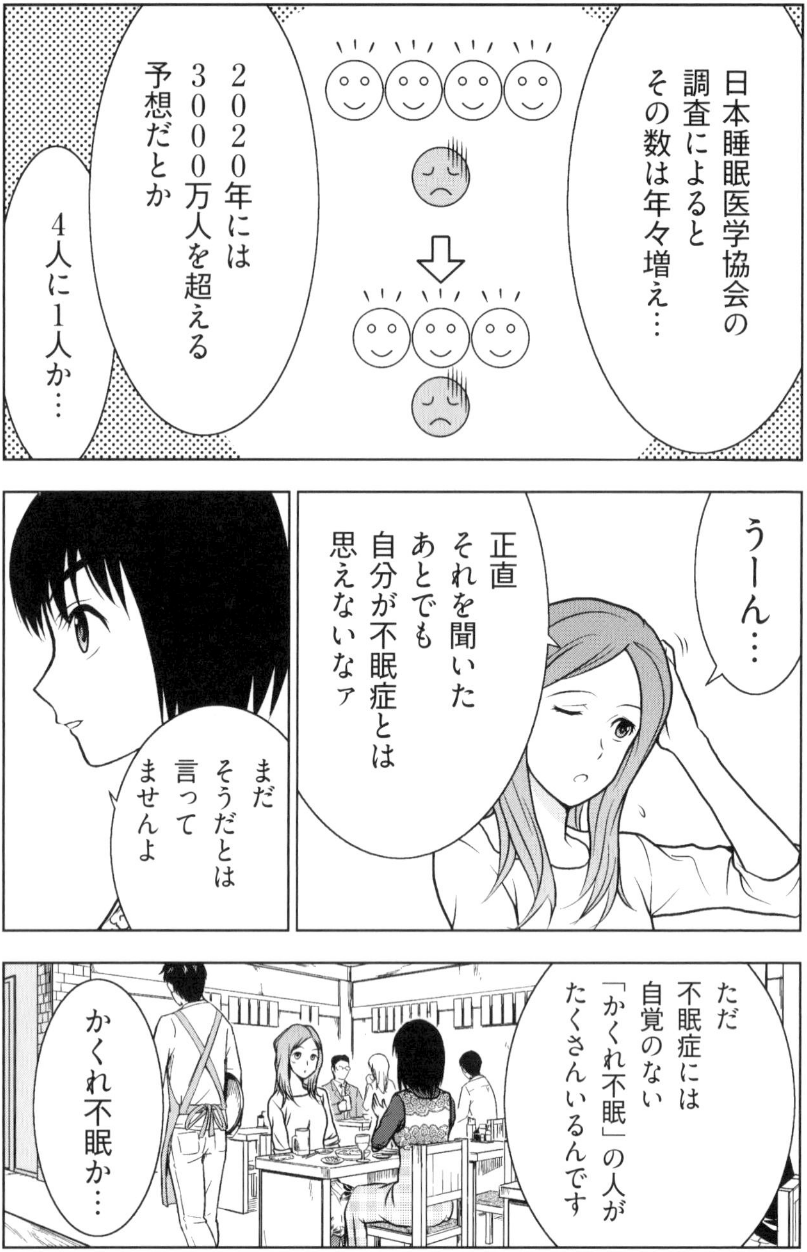
日本睡眠医学協会の調査によるとその数は年々増え…
2020年には3000万人を超える予想だとか
4人に1人か…
うーん…
正直それを聞いたあとでも自分が不眠症とは思えないなァ
まだそうだとは言ってませんよ
ただ不眠症には自覚のない「かくれ不眠」の人がたくさんいるんです
かくれ不眠か…

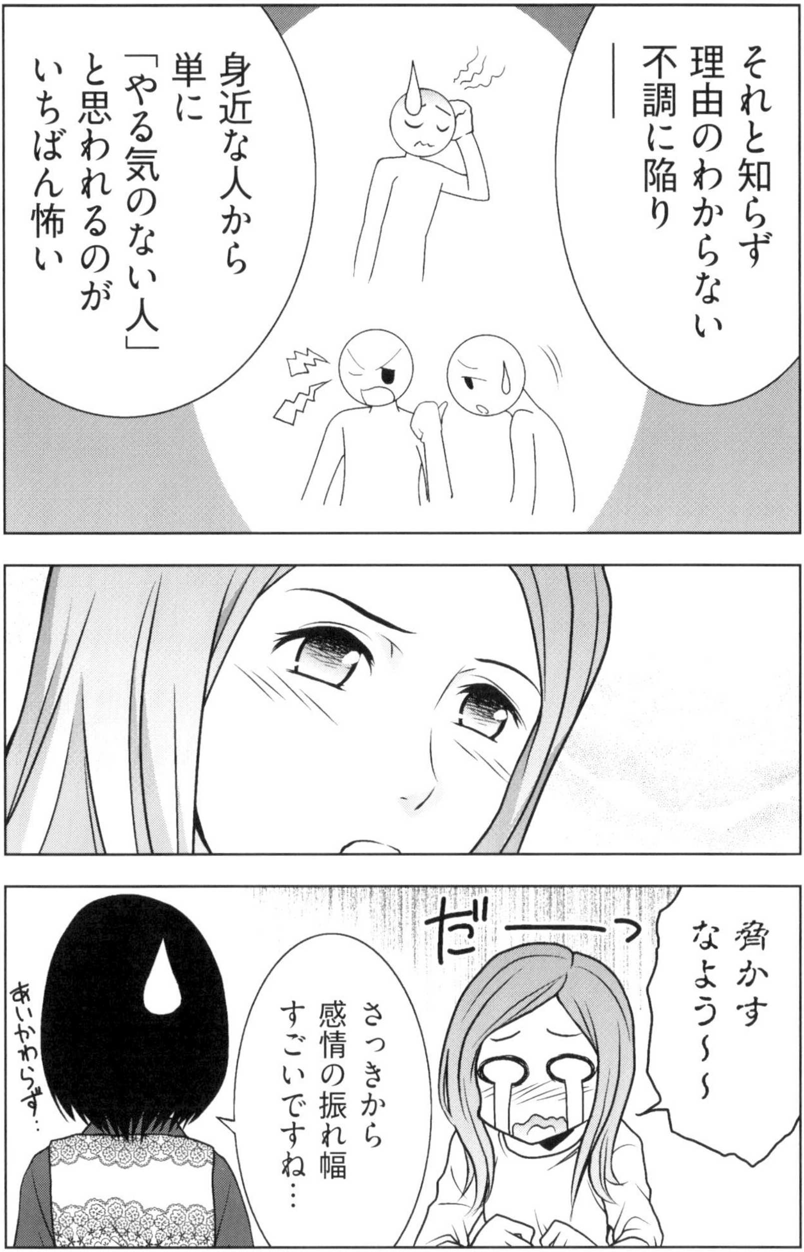

それと知らず理由のわからない不調に陥り——
身近な人から単に「やる気のない人」と思われるのがいちばん怖い
脅かすなよう〜〜
だーーっ
さっきから感情の振れ幅すごいですね…
あいかわらず…

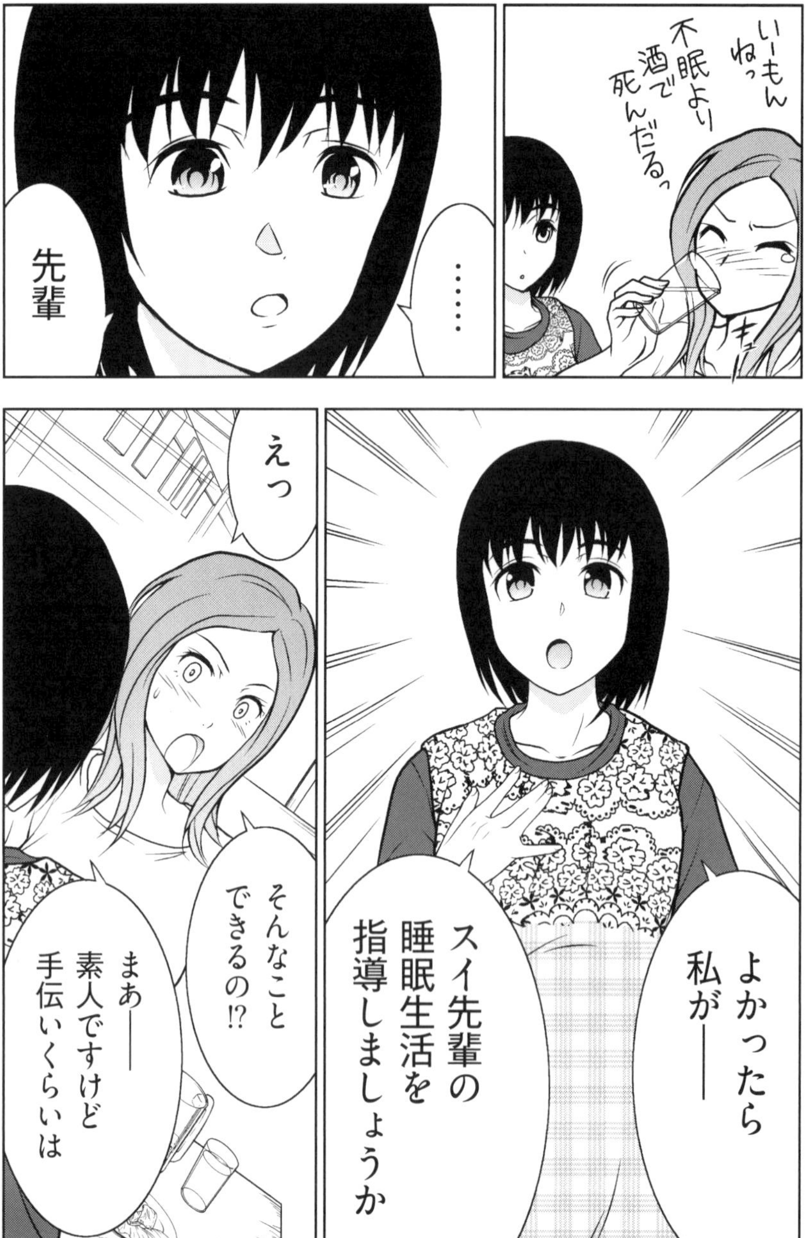

いーもんねっ 不眠より酒で死んだるっ
……
先輩
よかったら私が――
スイ先輩の睡眠生活を指導しましょうか
えっ
そんなことできるの⁉
まあ―― 素人ですけど手伝いくらいは

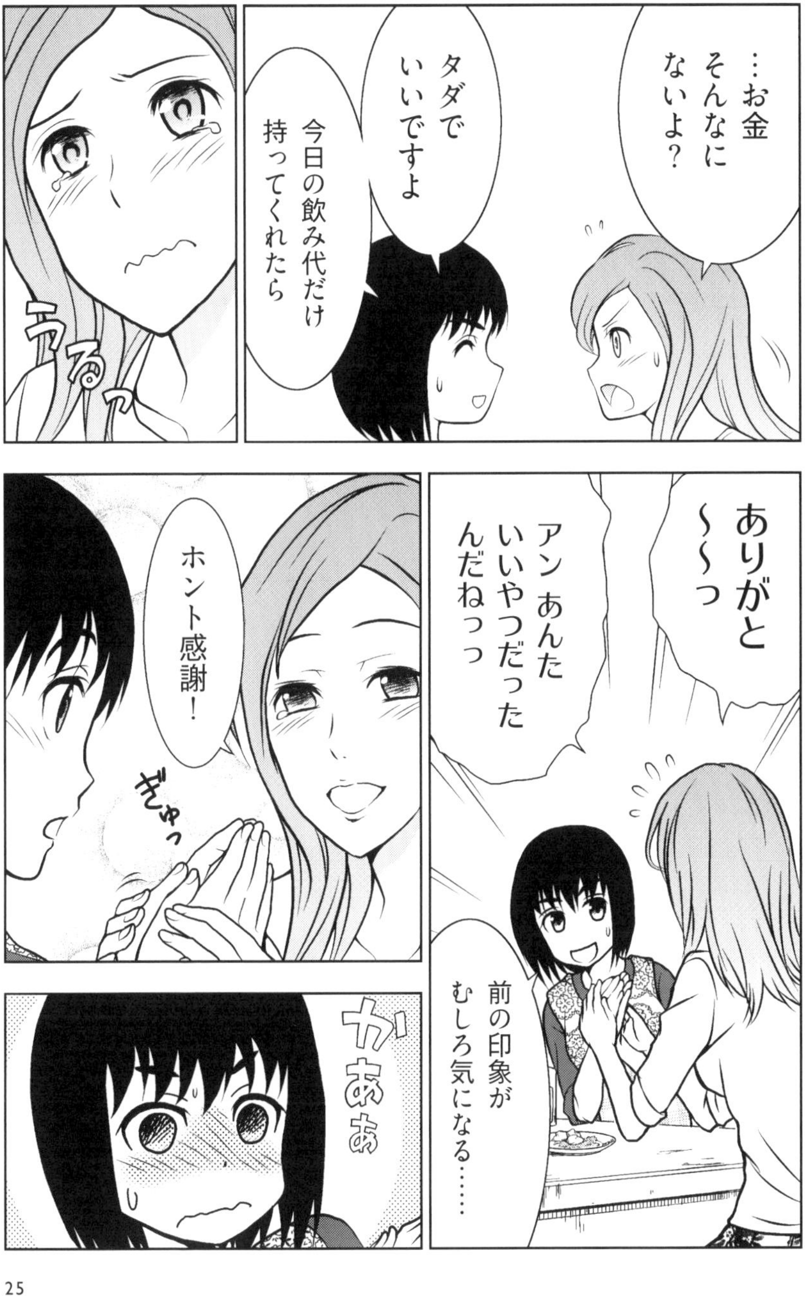
…お金
そんなに
ないよ？
タダで
いいですよ
今日の飲み代だけ
持ってくれたら
うるっ
ありがと
〜〜っ
アン あんた
いいやつだった
んだねっっ
前の印象が
むしろ気になる……
ホント感謝！
ぎゅっ
かあぁ

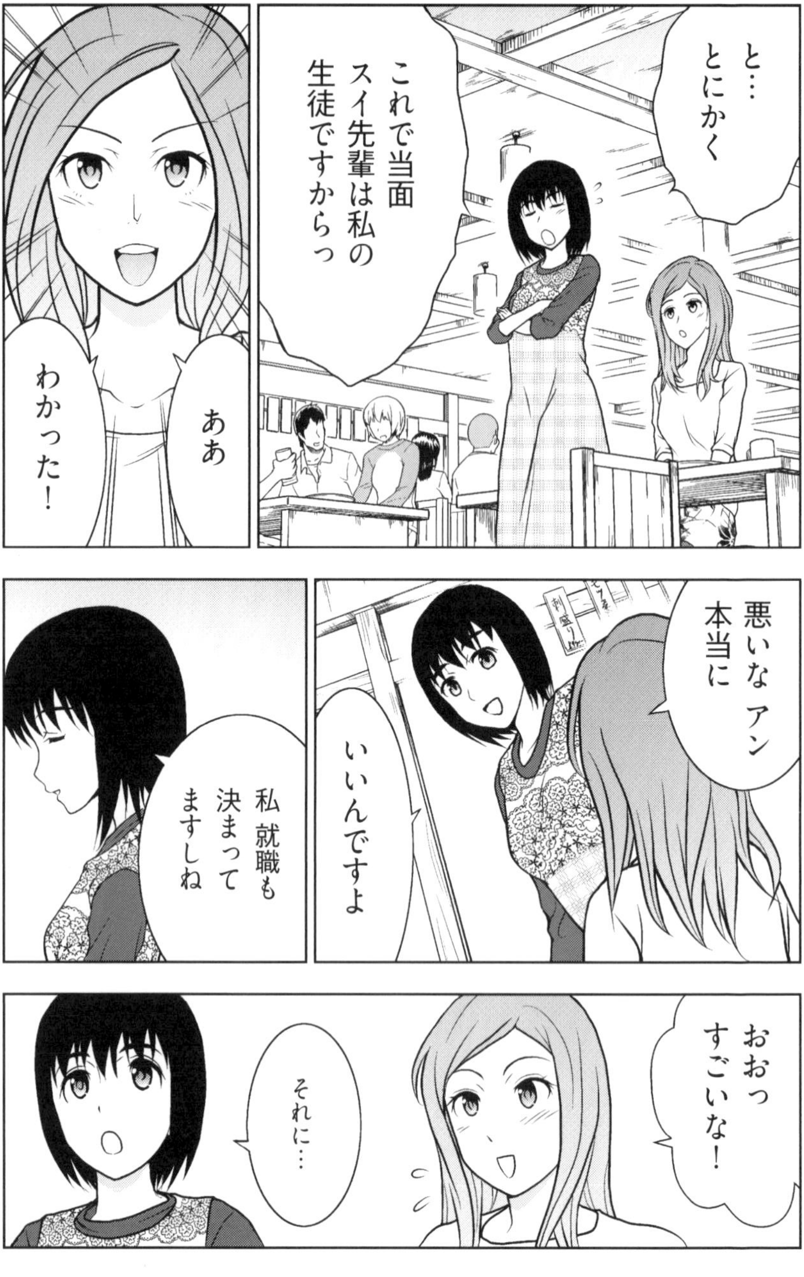
と…とにかく
これで当面スイ先輩は私の生徒ですからっ
ああ
わかった!
悪いな アン本当に
いいんですよ
私 就職も決まってますしね
おおっすごいな!
それに…

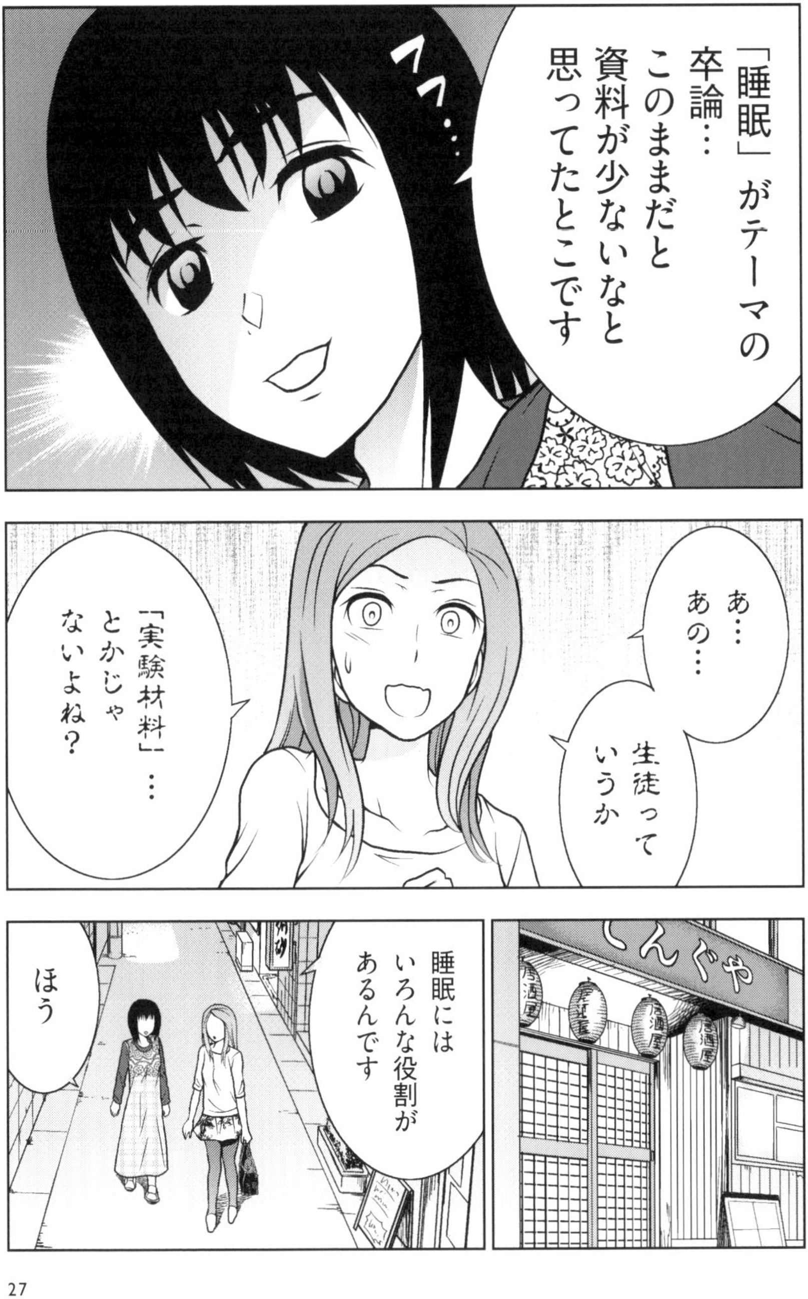
「睡眠」がテーマの卒論…このままだと資料が少ないなと思ってたとこです
あ…あの…
生徒っていうか
「実験材料」…とかじゃないよね？
居酒屋
睡眠にはいろんな役割があるんです
ほう

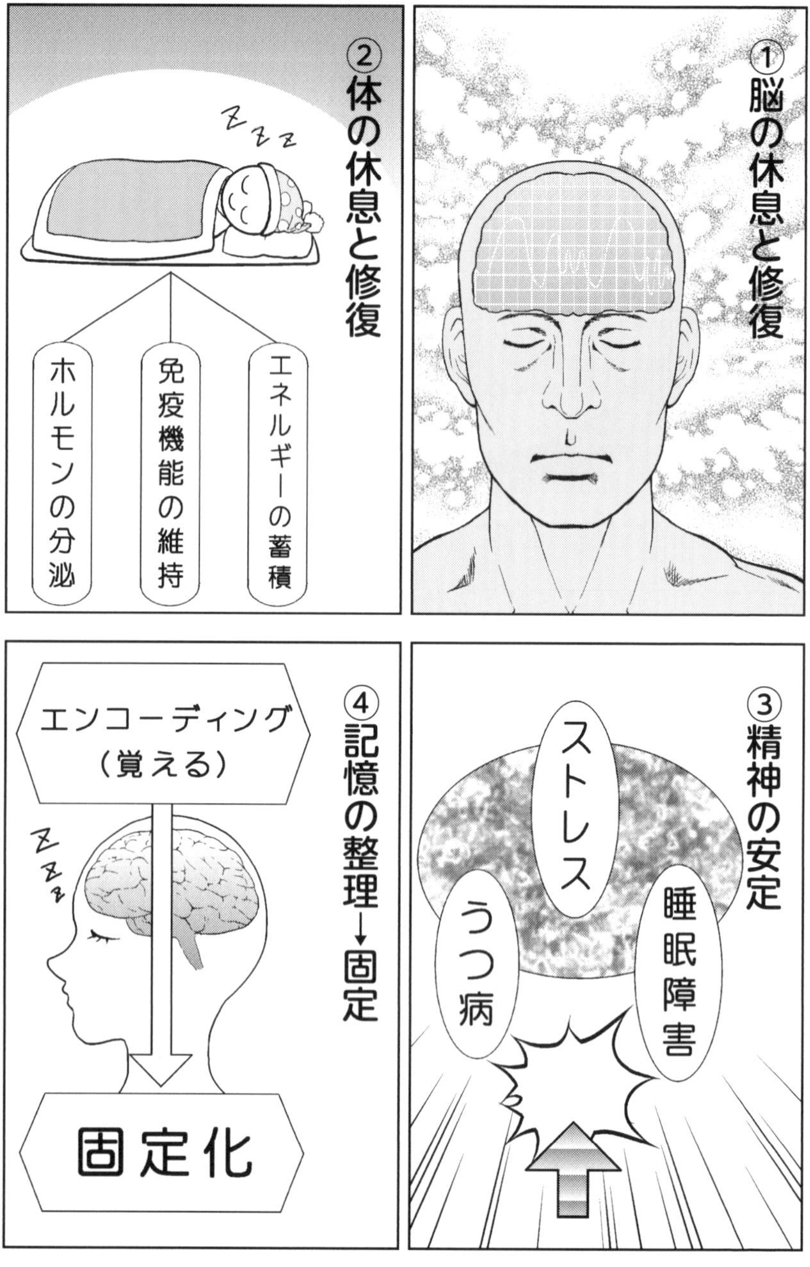
①脳の休息と修復
②体の休息と修復
エネルギーの蓄積
免疫機能の維持
ホルモンの分泌
③精神の安定
ストレス
睡眠障害
うつ病
④記憶の整理→固定
エンコーディング
（覚える）
固定化

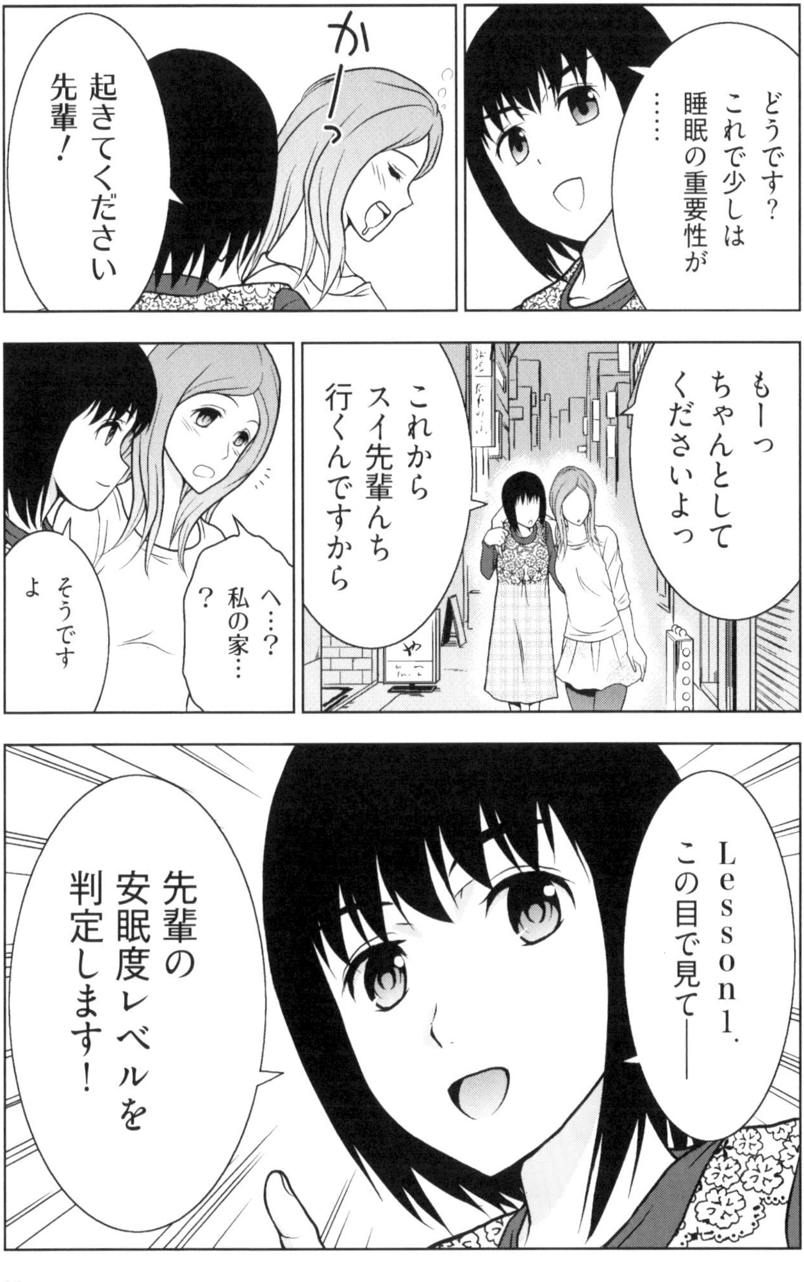
どうです？
これで少しは
睡眠の重要性が
……
かーっ
起きてください
先輩！
もーっ
ちゃんとして
くださいよっ
これから
スイ先輩んち
行くんですから
へ…？
私の家…？
そうです
よ
Lesson1.
この目で見て――
先輩の
安眠度レベルを
判定します！

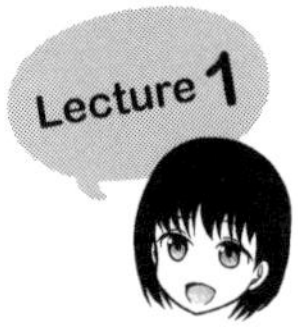

8時間睡眠でもダルいと感じる理由

▼「いい睡眠＝睡眠時間」ではない

しっかり寝ているはずなのに疲れがとれないのはなぜか。理由は、睡眠の「量」と「質」のバランスにあります。**一般的に8時間睡眠がよいとされていますが、実はこれ、まったくの誤解。**必要な睡眠時間は人によって違いますし、いくら長時間寝ても、質が悪ければ疲れもとれません。朝起きたときに倦怠感や疲れを感じることなく、スッキリ目覚められる「いい睡眠」とは、睡眠時間の長さで決まるわけではないのです。

ですから「何時間寝ればＯＫ！」というような絶対的な答えはありません。「8時間寝るよりも6時間で起きてしまった方が、かえって頭が冴えるし調子もいい」と感じるなら、それがその人にとっての適正時間と考えていいでしょう。

▼「何時間寝たか」よりも使える基準

睡眠の良し悪しを測る方法のひとつに、「睡眠効率」という考え方があります。**睡眠効率とは、布団に入ってから眠りに落ちるまでの横になっている時間に対し、実際にどのくらい眠れているのかを表す割合のこと。**自分の睡眠がどれほど効率的なものなのか、下記の計算式で簡単に計ることができます。

合格点は85％。寝床についた時間と、最終的に布団から出た時間（一度目が覚めても二度寝してしまった場合はカウントしません）を就寝前、起床後にメモしておいて、定期的に睡眠の質をチェックするようにしましょう。

睡眠の質を割り出す計算式

実際の睡眠時間（大体でOK）÷ 横になっていた時間 × 100

例 実際の睡眠時間 ＝**6時間**
横になっていた時間 ＝**8時間**
6時間 ÷ 8時間 ×100 = **75**%

たとえば23時に布団に入り、朝7時に布団から出た場合、横になっていた時間は8時間。寝つけなかったり、途中で起きてしまった時間がそれぞれ1時間ほどあったとすると、【実際の睡眠時間6時間 ÷ 横になっていた時間8時間 × 100】で、睡眠効率は75%となる。

合格ラインは 85%以上

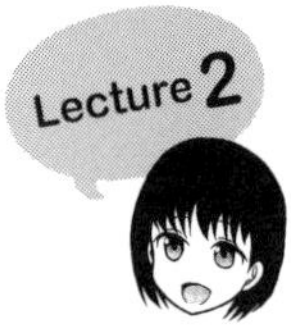

睡眠が変われば人生が変わる

▼睡眠不足でパフォーマンスが3割落ちる

私たちは、人生の約3分の1を寝て過ごしています。だから睡眠の質や量をおろそかにすることは、人生の3分の1を浪費することに等しいと言ってもいいでしょう。でも多くの人は、その重要性を感じながらも、よりよい睡眠をとるために具体的な対策はとっていません。

スイ先輩、睡眠不足でパフォーマンスがどれだけ落ちると思いますか？

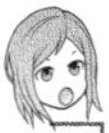

「うーん、どうだろ。「スリープ」だけに3割くらい？」

ダジャレは余計ですが、正解です。全国の20歳から79歳の男女、約8千人を対象にしたある調査で、不眠症状の重さとパフォーマンス低下の度合いが比例する傾向が出ているんですが、「アテネ不眠尺度」という測定方法で「不眠症の疑いがある」と出た層は、日中のパフォーマンスが3割以上低下すると自己採点しています。

▼よく寝る人ほど頭がいい

さらに睡眠は記憶力にも深く関わっています。睡眠不足では頭が働かず、仕事で思わぬミスをしてしまった経験、皆さんもあるのではないでしょうか？ たとえば、広島県教育委員会による「平成十五年度『基礎・基本』定着状況調査報告書」では、対象となった小学5年生の睡眠時間が長くなるにつれて成績が上がっています。「8時間以上9時間未満」で成績は最良になり、「9時間以上10時間未満」もほとんど変わらない点数です。

2006年に山口県で行われた調査では、21時までに就寝している児童は学力偏差値と知能指数のどちらも最良で、就寝時刻がそれよりも遅くなる――つまり21時までに寝ている児童よりも睡眠時間が短くなると、学力偏差値も知能指数も明らかに低下する結果が出ています。一方、就寝時刻が20時より前と早すぎる場合も、学力偏差値と知能指数が低下しています。広島県の調査でも、睡眠時間が「10時間以上」の児童の成績は下がっています。これは睡眠時間が長くなると、勉強時間があまりとれないことが原因だと考えられます。

Column 0

誰でもショートスリーパーになれるのか？

偉大な発明や偉業を成し遂げた歴史上の人物には、短時間睡眠の人が多いといわれています。たとえば発明王エジソンは、「４時間以上の睡眠はまったく必要でなく、怠惰以外の何物でもない。４時間以上眠るとかえって気分が悪くなる」とまで言い切っていたそうです。たしかに、こうした偉人たちをはじめ、まれに４～５時間ほどの短時間睡眠で十分な人はいます。いわゆる「ショートスリーパー」ですね。

しかし、いくら生活スタイルを真似したところで、もちろん偉人たちのようにはなれません。なぜなら、睡眠時間にはあくまで個人差があり、さらに同じ人であっても季節によって変動するものだからです。ある人には適切な睡眠時間が７時間でも、別の人には６時間かもしれません。いやいや、９～10時間は必要だ、という「ロングスリーパー」の人もいるでしょう。

睡眠時間の短縮に慣れることはある程度できる、ともいわれていますが、やはりこちらの限界にも個人差があります。

忙しいとき、「短時間睡眠で浮いた時間を有効活用すればもっと仕事がはかどるのに…」なんて考えるかもしれません。でも、誰もがショートスリーパーになれるわけではないのです。

ちなみにエジソンは、夜の短時間睡眠とは別に、実は２～３時間の昼寝を２回ほどしていたそうです。つまり短時間睡眠を推奨していた彼も、結局トータルで７～８時間の睡眠をとっていたようです。やはりある程度の睡眠時間は必要だということかもしれませんね。

Chapter 1

睡眠の質を下げる
ＮＧ習慣を知る

普段の何気ない行動が快眠を遠ざける

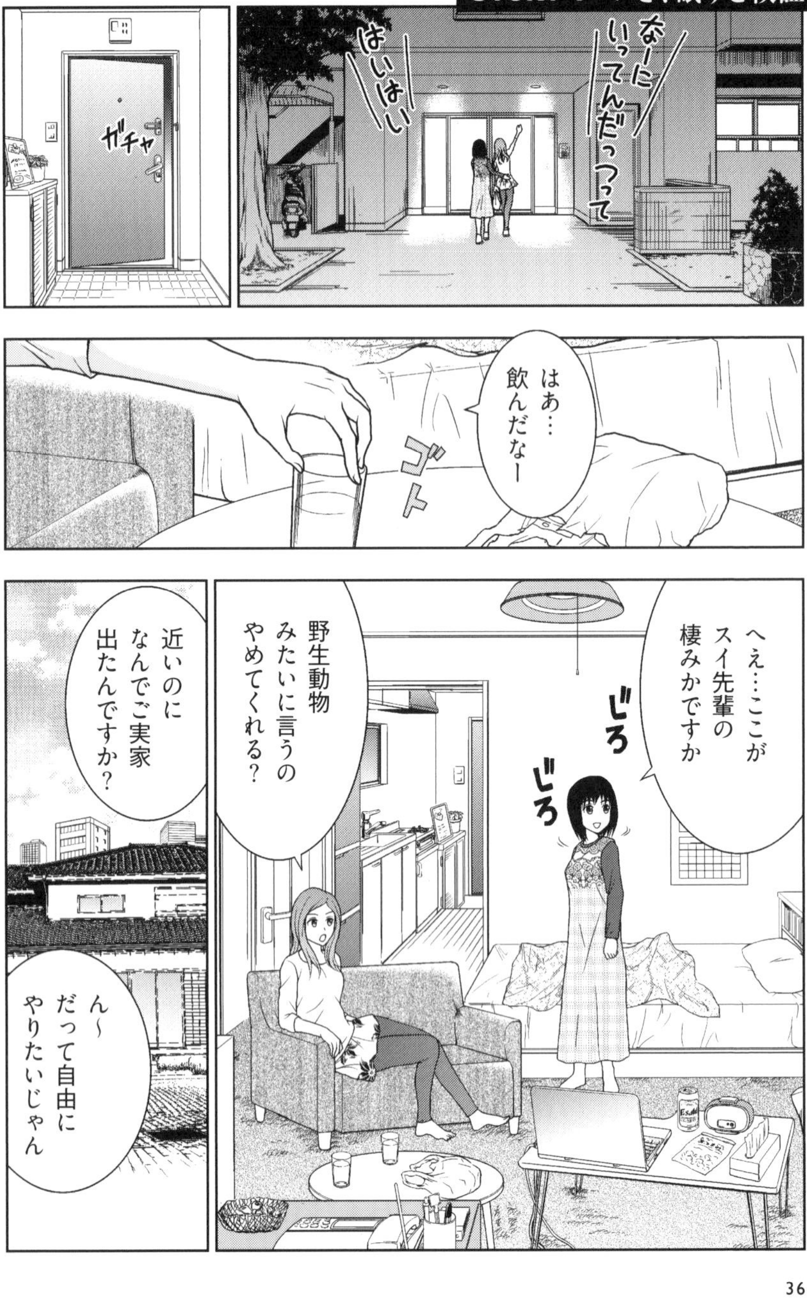
なーにいってんだっつって
はいはい
ガチャ
はあ…飲んだなー
ゴト
へえ…ここがスイ先輩の棲みかですか
じろ
じろ
野生動物みたいに言うのやめてくれる？
近いのになんでご実家出たんですか？
ん～だって自由にやりたいじゃん

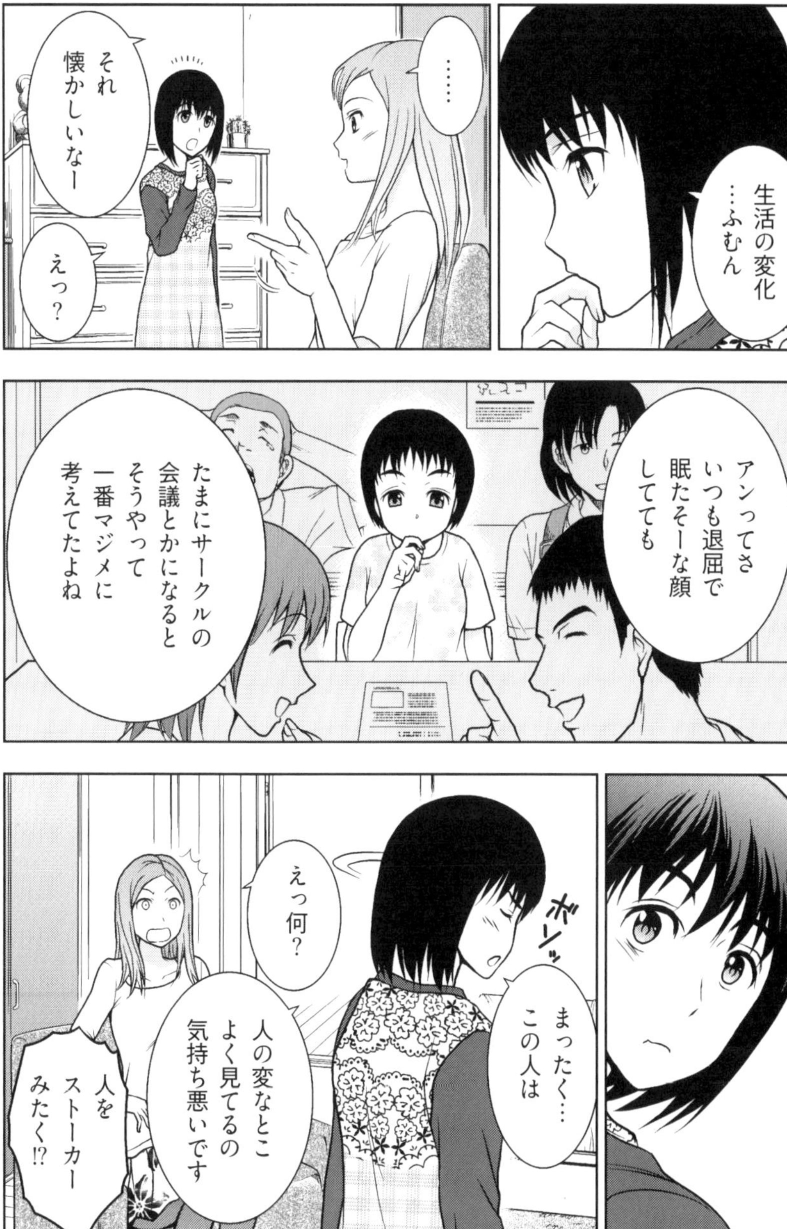
生活の変化 …ふむん
……
それ 懐かしいなー
えっ？
アンってさ いつも退屈で 眠たそーな顔 してても
たまにサークルの 会議とかになると そうやって 一番マジメに 考えてたよね
ボソッ
まったく…… この人は
えっ何？
人の変なとこ よく見てるの 気持ち悪いです
人を ストーカー みたく!?

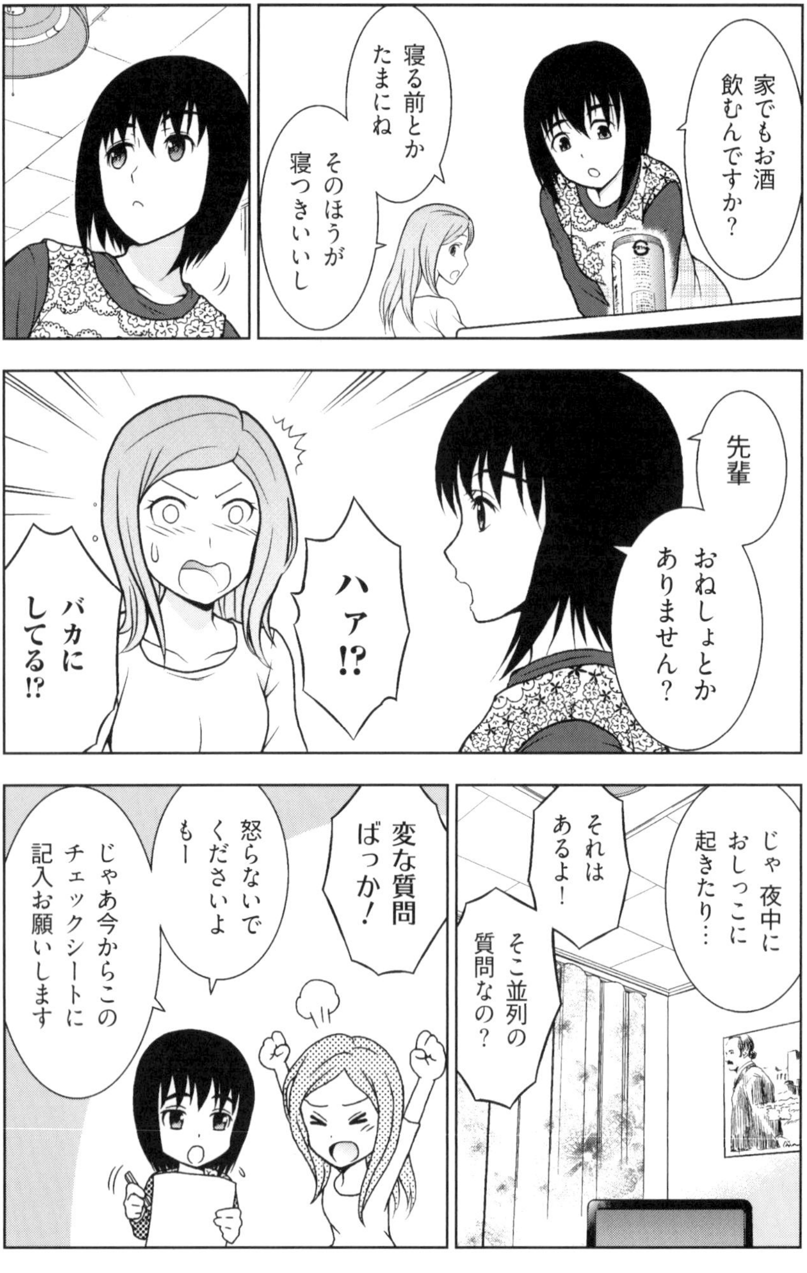
家でもお酒飲むんですか？
寝る前とかたまにね
そのほうが寝つきいいし
先輩
おねしょとかありません？
ハア!?
バカにしてる!?
じゃ夜中におしっこに起きたり…
それはあるよ！
そこ並列の質問なの？
変な質問ばっか！
怒らないでくださいよもー
じゃあ今からこのチェックシートに記入お願いします

アテネ不眠尺度

過去1ヶ月間に、少なくとも週3回以上経験したものを選んでください。

1	寝床についてから実際に寝るまで、どのくらいの時間がかかりましたか？	0	いつもより寝つきは良い
		1	いつもより少し時間がかかった
		2	いつもよりかなり時間がかかった
		3	いつもより非常に時間がかかった、あるいは全く眠れなかった
2	夜間、睡眠の途中で目が覚めましたか？	0	問題になるほどのことはなかった
		1	少し困ることがある
		2	かなり困っている
		3	深刻な状態、あるいは全く眠れなかった
3	希望する起床時間より早く目覚めて、それ以降、眠れないことはありましたか？	0	そのようなことはなかった
		1	少し早かった
		2	かなり早かった
		3	非常に早かった、あるいは全く眠れなかった
4	夜の眠りや昼寝も合わせて、睡眠時間は足りていましたか？	0	十分である
		1	少し足りない
		2	かなり足りない
		3	全く足りない、あるいは全く眠れなかった
5	全体的な睡眠の質について、どう感じていますか？	0	満足している
		1	少し不満である
		2	かなり不満である
		3	非常に不満である、あるいは全く眠れなかった
6	日中の気分はいかがでしたか？	0	いつもどおり
		1	少し滅入った
		2	かなり滅入った
		3	非常に滅入った
7	日中の身体的および精神的な活動の状態は、いかがでしたか？	0	いつもどおり
		1	少し低下した
		2	かなり低下した
		3	非常に低下した
8	日中の眠気はありましたか？	0	全くなかった
		1	少しあった
		2	かなりあった
		3	激しかった
合計	点		[1~3点]…睡眠がとれています [4~5点]…不眠症の疑いが少しあります [6点以上]…不眠症の可能性が高いです

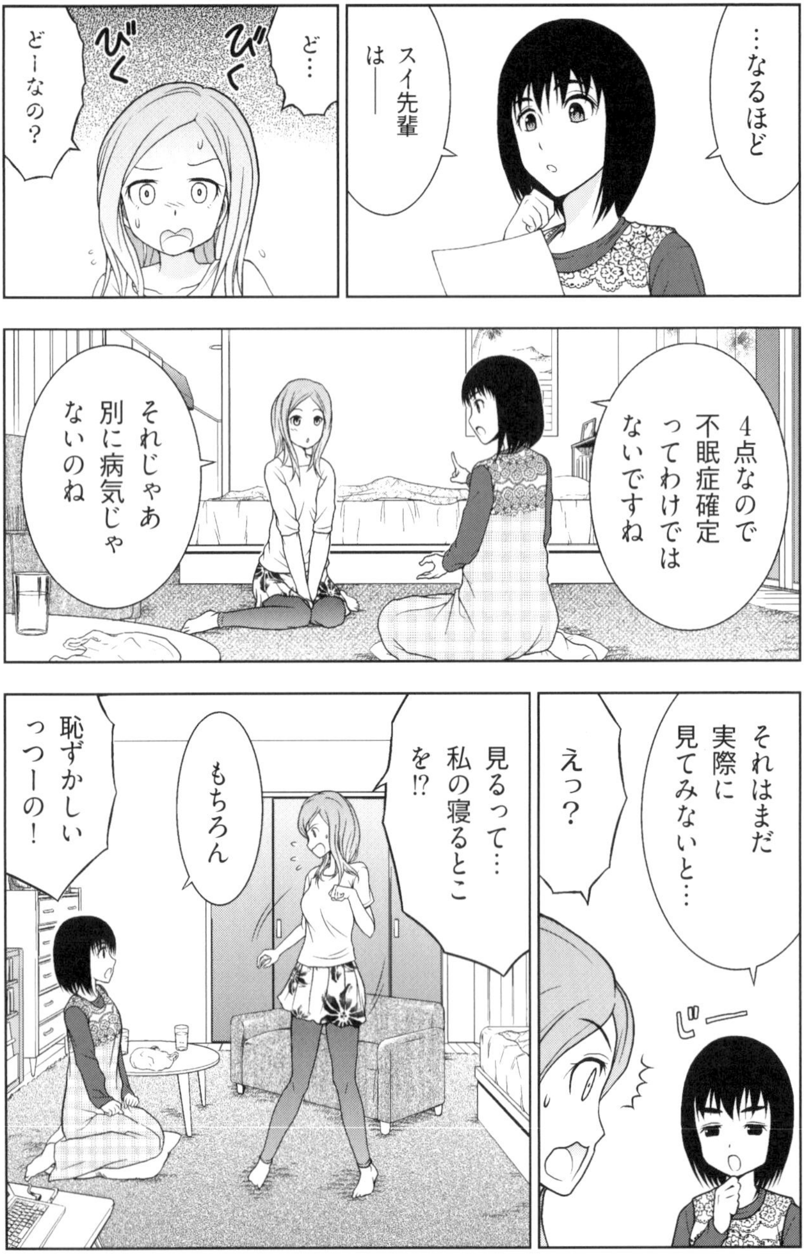
…なるほど
スイ先輩は——
ど…
びくびく
どーなの？
4点なので不眠症確定ってわけではないですね
それじゃあ別に病気じゃないのね
それはまだ実際に見てみないと…
えっ？
じーー
見るって…私の寝るとこを!?
もちろん
恥ずかしいっつーの！

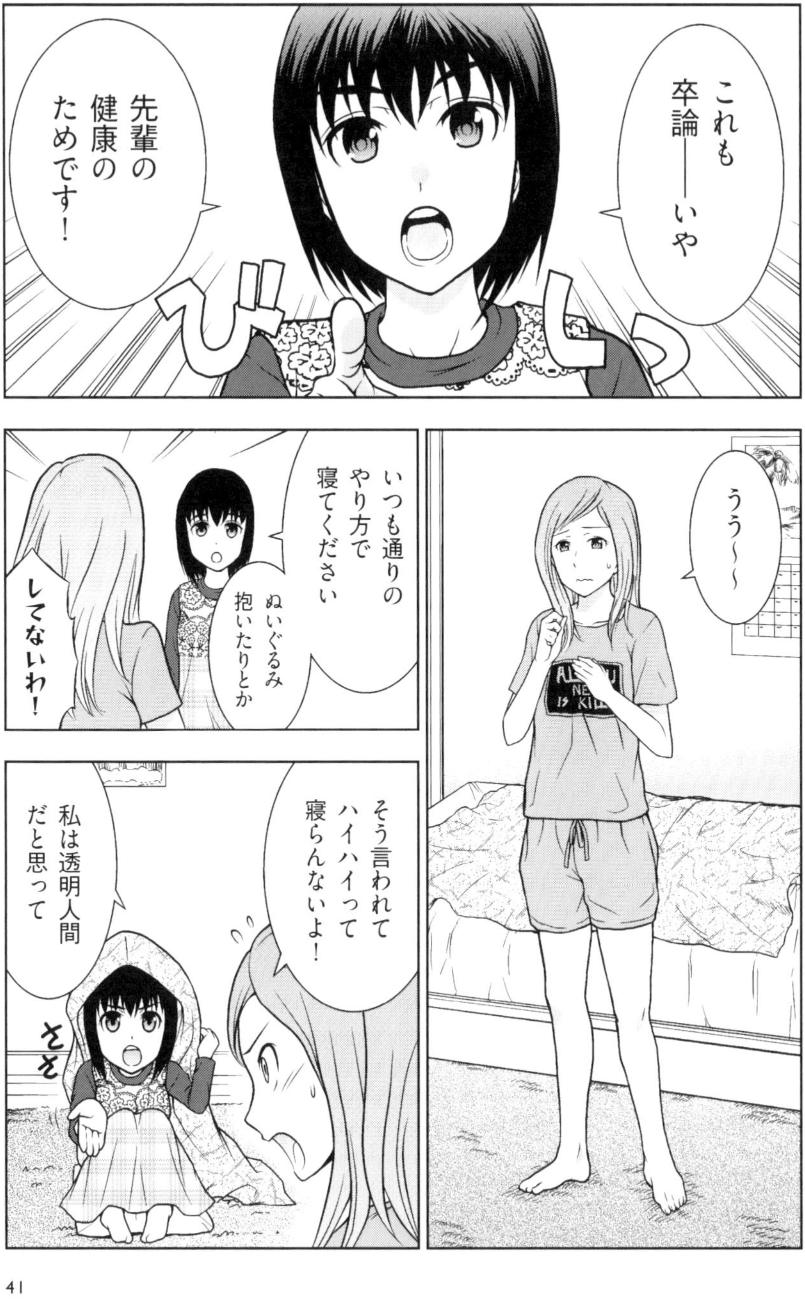
これも卒論――いや
先輩の健康のためです！
びしっ
うう～～
いつも通りのやり方で寝てください
ぬいぐるみ抱いたりとか
してないわ！
そう言われてハイハイって寝らんないよ！
私は透明人間だと思って

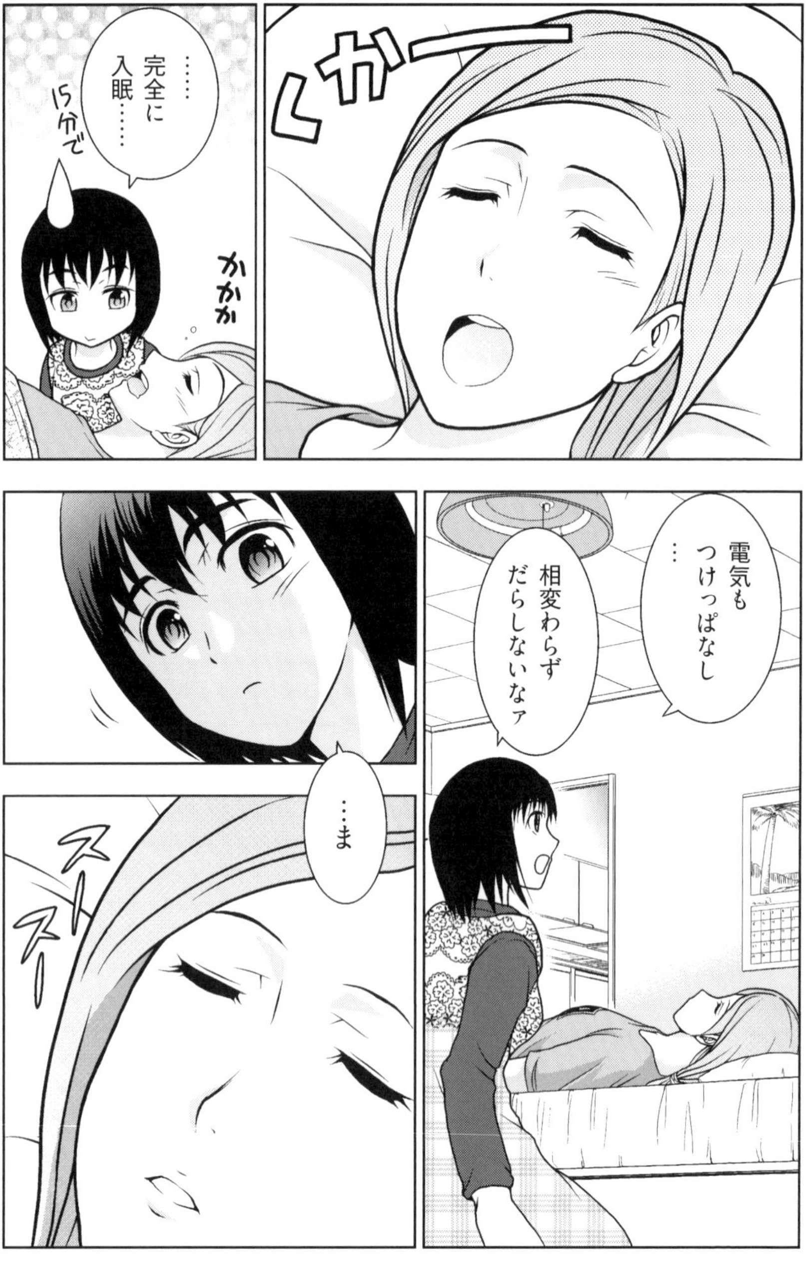
くかーーー
……完全に入眠……
15分で
かかか
電気もつけっぱなし
…相変わらずだらしないなァ
…ま
スーースー

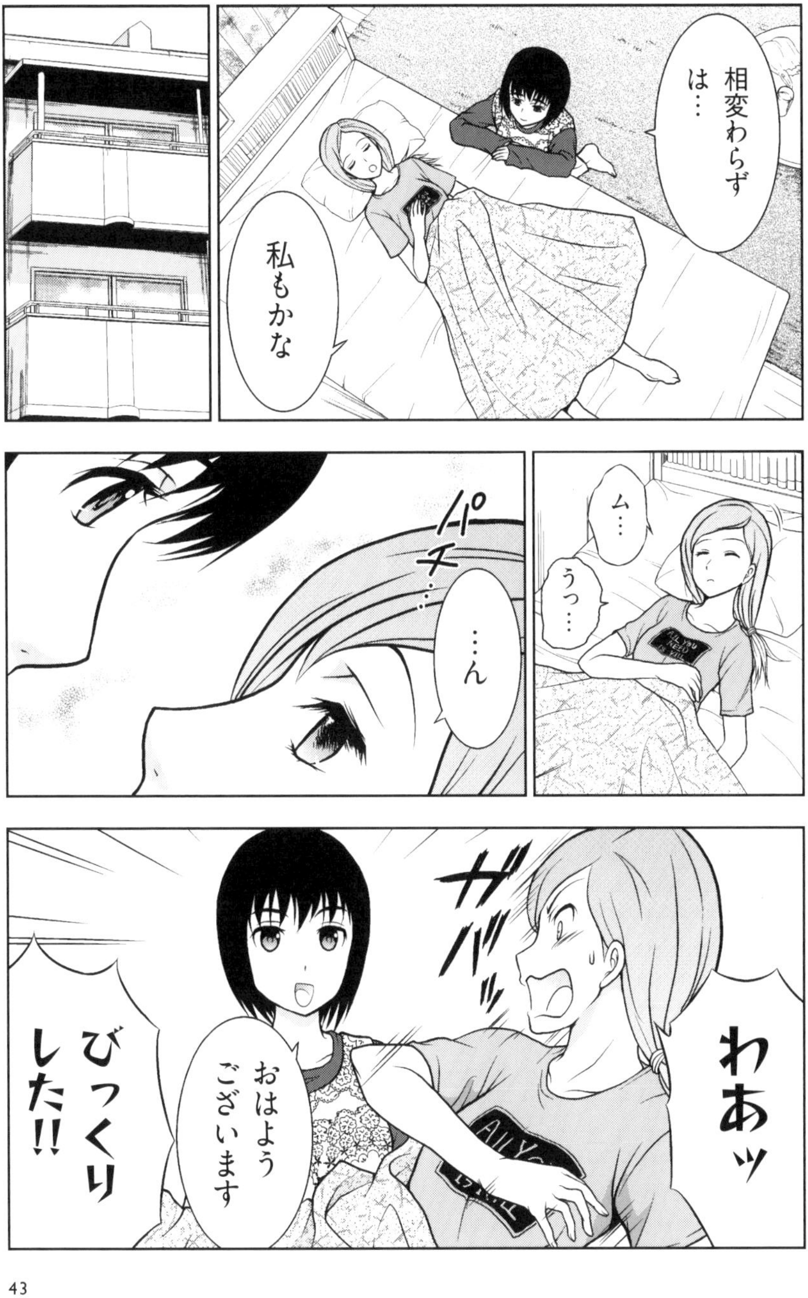
相変わらずは…
私もかな
ム…
うっ…
パチ…
…ん
わあッ
ガバッ
おはようございます
びっくりした!!

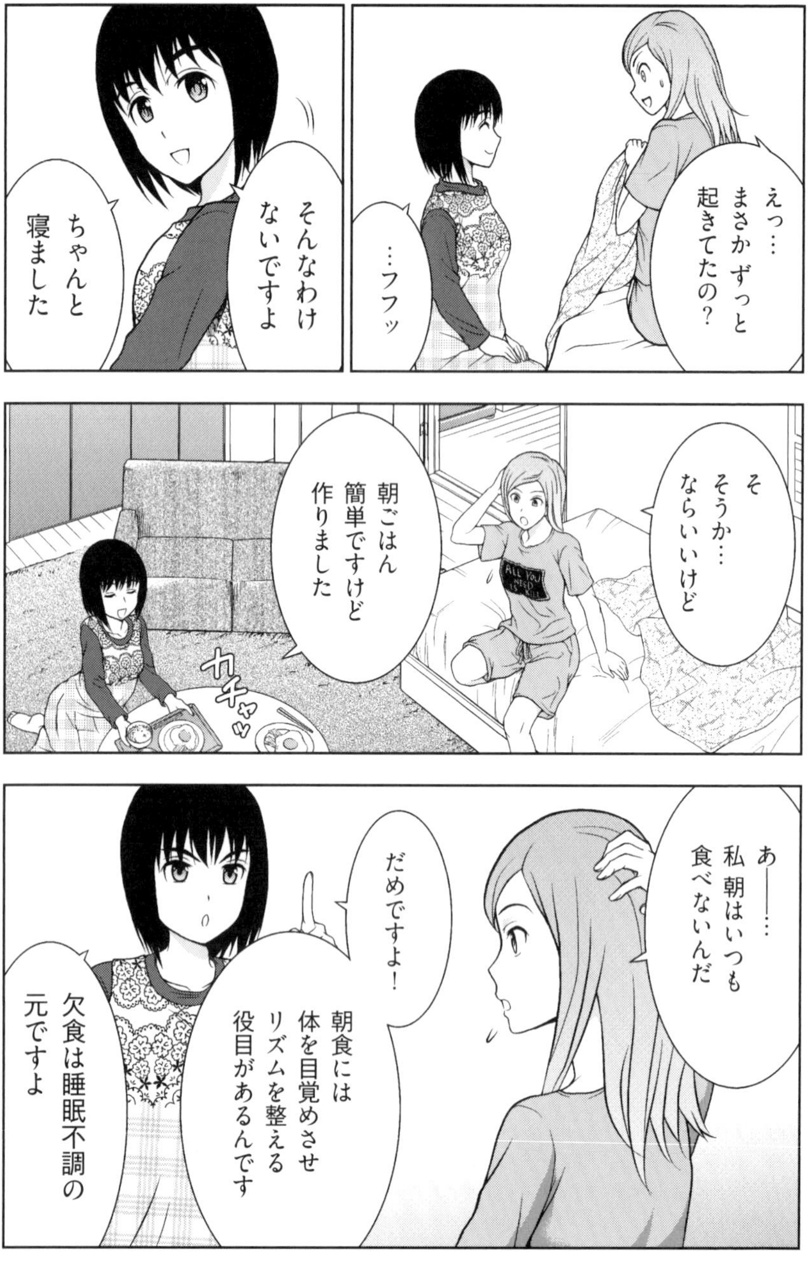
えっ…
まさかずっと
起きてたの?
…フフッ
そんなわけ
ないですよ
ちゃんと
寝ました
そ
そうか…
ならいいけど
朝ごはん
簡単ですけど
作りました
カチャッ
ALL YOU NEED
あ――…
私朝はいつも
食べないんだ
だめですよ!
朝食には
体を目覚めさせ
リズムを整える
役目があるんです
欠食は睡眠不調の
元ですよ

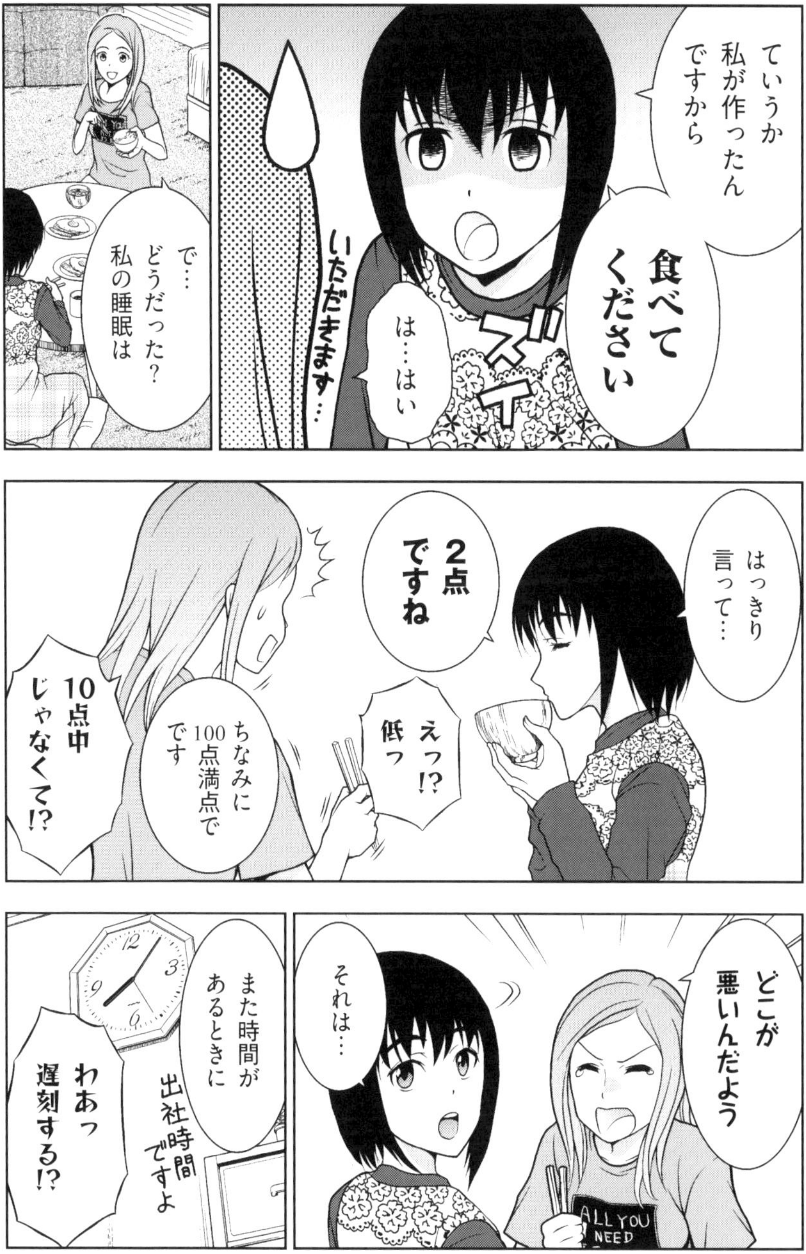
ていうか私が作ったんですから
食べてください
ズイ
は…はい
いただきます…
で…どうだった? 私の睡眠は
はっきり言って…
2点ですね
えっ!? 低っ
ちなみに100点満点でです
10点中じゃなくて!?
どこが悪いんだよう
ALL YOU NEED
それは…
また時間があるときに
出社時間ですよ
わあっ 遅刻する!?

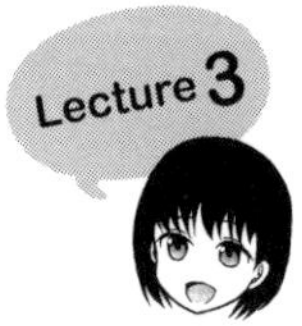

睡眠の質を左右する「朝のリセット」

▼快眠生活はどんな朝を過ごすかで決まる

良質な睡眠を得るためには、朝の過ごし方もポイントになります。**具体的には、次の3つを心がけましょう。①毎朝同じ時間に起きる、②カーテンを開けて太陽の光を浴びる、③朝食は必ず食べる。どれも私たちの体に備わっている体内時計のリズムを整える効果があります。**このリズムが乱れると、夜の寝つきや朝の目覚めに悪影響を及ぼすので要注意です。

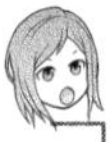

「えー、毎朝ちゃんとした朝ごはんなんて無理…ただでさえ時間ないのに。」

そんなこと言ってると女子力が下がりますよ。

でも、そんなに気負わなくても大丈夫です。果物を少し食べるだけでも、夕食のようにしっかり食べても、何かを食べさえすれば体内時計は刺激されますから。

▼朝食は「何を」よりも「いつ」が大事

重要なのは、「何を」食べるかよりも「いつ」食べるか。目覚めのスイッチを入れるという点では、メニューの内容や量はあまり関係ありません。できるだけ「毎日同じ時間に朝食をとる」という行動そのものが大切なんです。

栄養的には良質なタンパク質や糖質をとれるとよいので、**朝はどうしてもあまり食べられない人なら、バナナやゆで卵などを一つだけ食べる、といった程度でもOKです。**

反対に、明らかにカロリー過多なものや、胃もたれするようなものばかり食べると、体内時計以前の話でコンディションが低下してしまうので注意してください。

朝の過ごし方を見直そう！
3つのリセット効果で目覚めすっきり、夜もぐっすり

①毎朝同じ時間に起きる	・**規則正しい生活は体内時計のリズムを整えやすくしてくれる** 携帯などのスヌーズ機能はおすすめできない。起きにくい状態で無理やり目を覚ますことになり、体内時計のリズムが狂ってしまう。最初からちょうどいい時間にアラームをセットしたほうが気持ちよく起きられる。
②カーテンを開けて朝日を浴びる	・**太陽の光には目覚めのスイッチを入れる効果が！** 朝なかなか起きられないという人はカーテンを開けて寝るとよい。自然と朝の光が入ってきて体内時計をリセットしやすくなる。
③朝食は必ず食べる	・**メニューの内容や量より、決まった時間に食べることが大切** 朝食前、起き抜けにまず水を飲んでから動き出すと体が目覚めやすくなる。究極に時間がないときは野菜ジュースや味噌汁一杯だけでも違う。

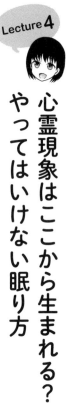

心霊現象はここから生まれる？ やってはいけない眠り方

▼金縛り現象は意図的につくり出せる？

寝ついたあとで、ふと気がつくと、何か胸の上に重いもの（あるいは人）が乗っかったような息苦しい感覚に襲われ、体が動かそうにも動かせない状況、体験したことがありませんか？ 俗にいう「金縛り」現象です。

実際には「金縛り」は睡眠中に起こっている現象ですが、あたかも実際に見えたり感じたりする感覚から、恐怖体験とされています。

睡眠には、主に脳を休める働きのある「ノンレム睡眠」と、体を休めるための「レム睡眠」があります。この2つが交互に繰り返されることで、私たちは脳と体を休めています。

レム睡眠中は脳の活動は比較的活発ですが、それに対して体は完全に弛緩しています。脳はある程度覚醒しているため、体が動かないことを認識できてしまうのです。

このような体験は、自分の意思通りに体が動かないことで、心霊現象や悪魔の存在を考えてしまう人がいますが、そうではありません。なりやすい人となりにくい人がいますが、いくつかの条件がそろうと起こる確率が高い現象なのです。

▼こんな寝方は睡眠の質を落とす

金縛り現象の主な原因となるのは、精神的なストレスや極度の肉体疲労、また時差のある地域への海外旅行など。中でも一番の原因は、睡眠リズムの乱れや不規則な睡眠習慣にあると言われています。たとえば、**夕方以降に長い仮眠をとって夜更かしをして明け方になって寝ようとすると金縛りにあう確率が高くなります。**そして、寝姿勢にも関連があるようで、寝つくときに仰向けだとなりやすいと指摘する研究もあります。

頻繁に金縛りにあって不安を感じたら、それは質のいい睡眠がとれていない証拠です。起きる時間と寝る時間をなるべく規則正しくし、抱き枕などを使って横向きに寝つくようにしてみてはいかがでしょう。

Column 1

通勤電車で寝落ちする人はかくれ不眠？

しっかり寝ているのに疲れがとれない。夜、たまに寝つけないことがある…。こんな症状を抱えている人は、「かくれ不眠」の可能性があります。すぐに専門的な治療を必要とするわけではありませんが、放っておけばやがて本格的な不眠症へとつながりかねません。

かくれ不眠は、自分で「ちゃんと寝ている」「大丈夫だ」と思っている人こそ注意が必要です。酔っぱらいの言う「酔ってない！」と同じですね。

実際、健康な成人でも、本人の自覚していない＝眠気を感じずとも、自らの心身機能に負担を与えている潜在的な睡眠不足が平均で約１時間存在するという、国立精神・神経医療研究センターによる研究結果も存在します。

よく、「いつでもどこでも眠れる」ことを自慢する人がいますが、そんな方は、睡眠時間が足りていないか、もしくは睡眠の質が悪いかです。質の高い睡眠をたっぷりとれている健康な人は、おおよその場合、夜にならないと眠くなりませんし、また眠れないものなのです。

通勤電車で居眠りをしている人も、かくれ不眠を疑ったほうがいいかもしれません。とくに、夜、帰りの電車で寝落ちするのはよくありません。睡眠欲を先取りしてしまうと、帰宅後の睡眠の質を落としてしまうからです。

一度、自分の睡眠を見直したほうがいいでしょう。

Chapter 2

寝つきを見直す

スムーズな入眠が眠りの質を高める

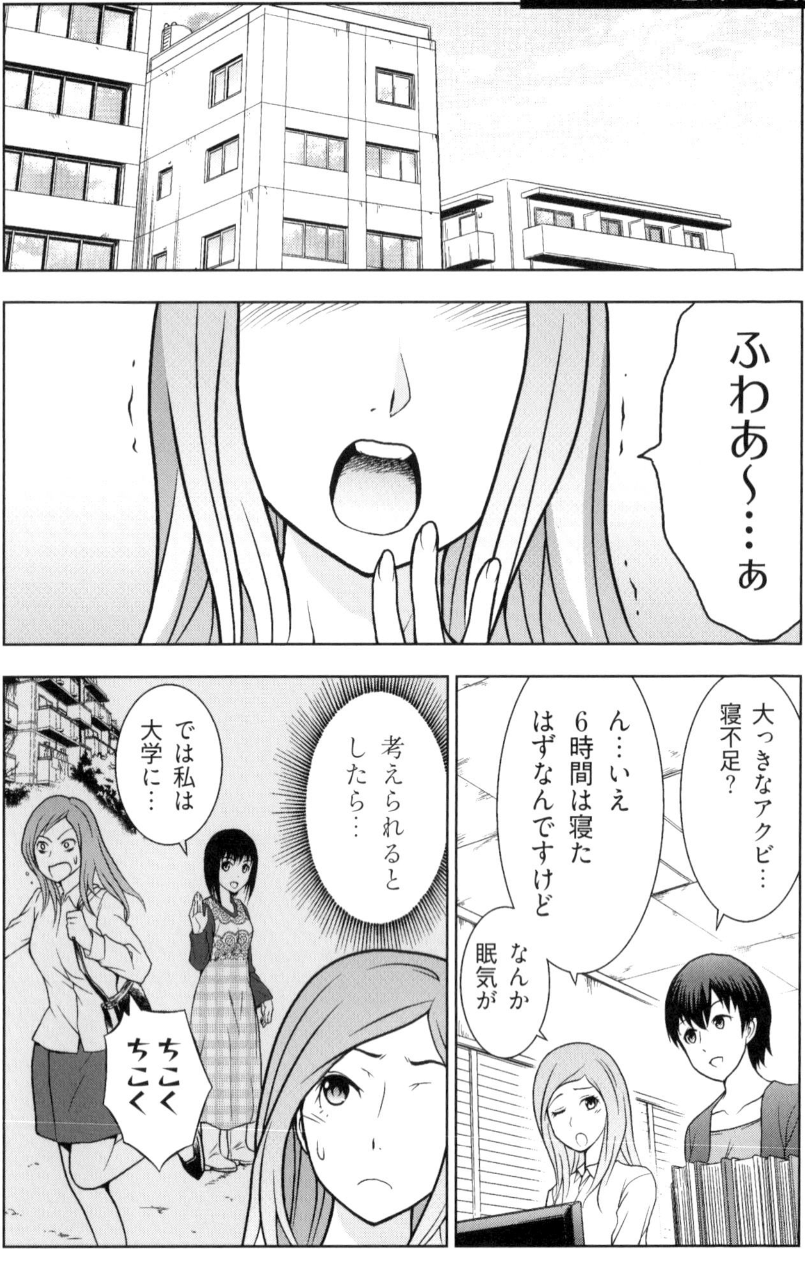
ふわあ〜……あ
大っきなアクビ…寝不足？
ん…いえ 6時間は寝たはずなんですけど
なんか眠気が
考えられるとしたら…
では私は大学に…
ちこくちこく

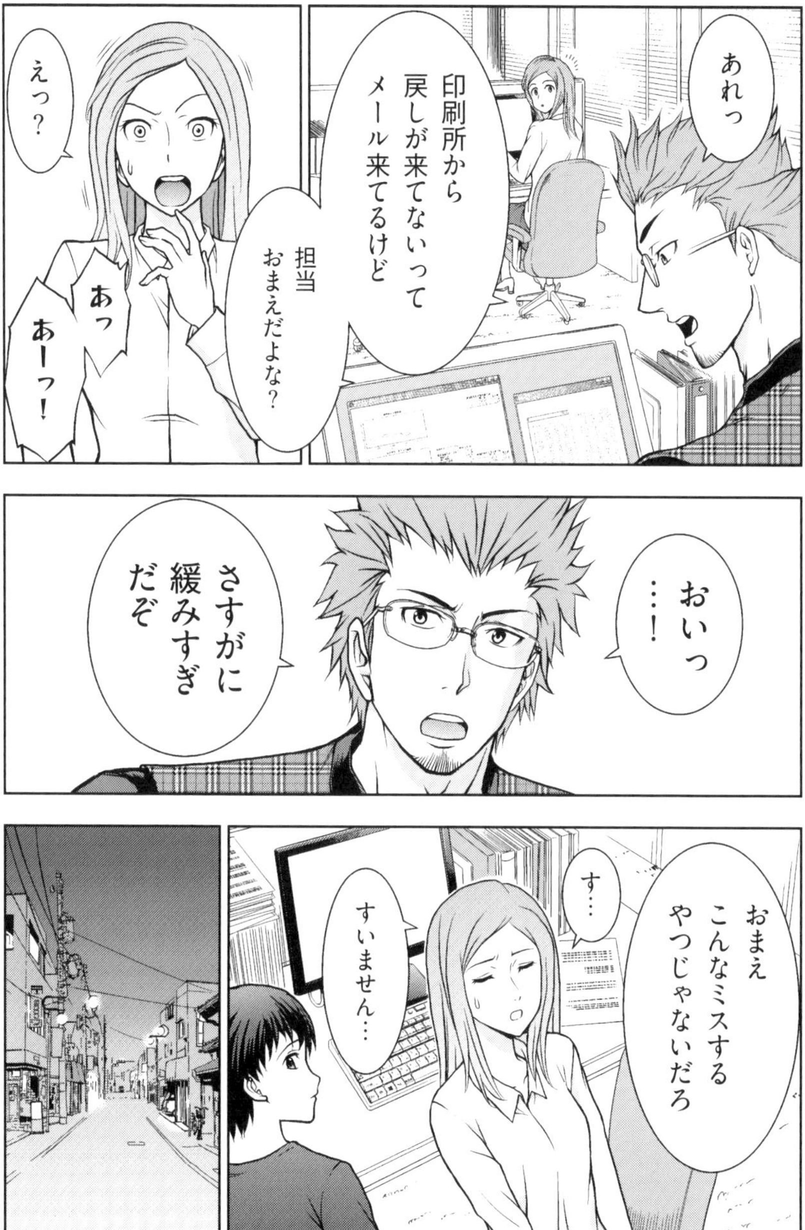
あれっ
印刷所から
戻しが来てないって
メール来てるけど
担当
おまえだよな?
えっ?
あっ
あーっ!
おいっ
…!
さすがに
緩みすぎ
だぞ
おまえ
こんなミスする
やつじゃないだろ
す…
すいません…

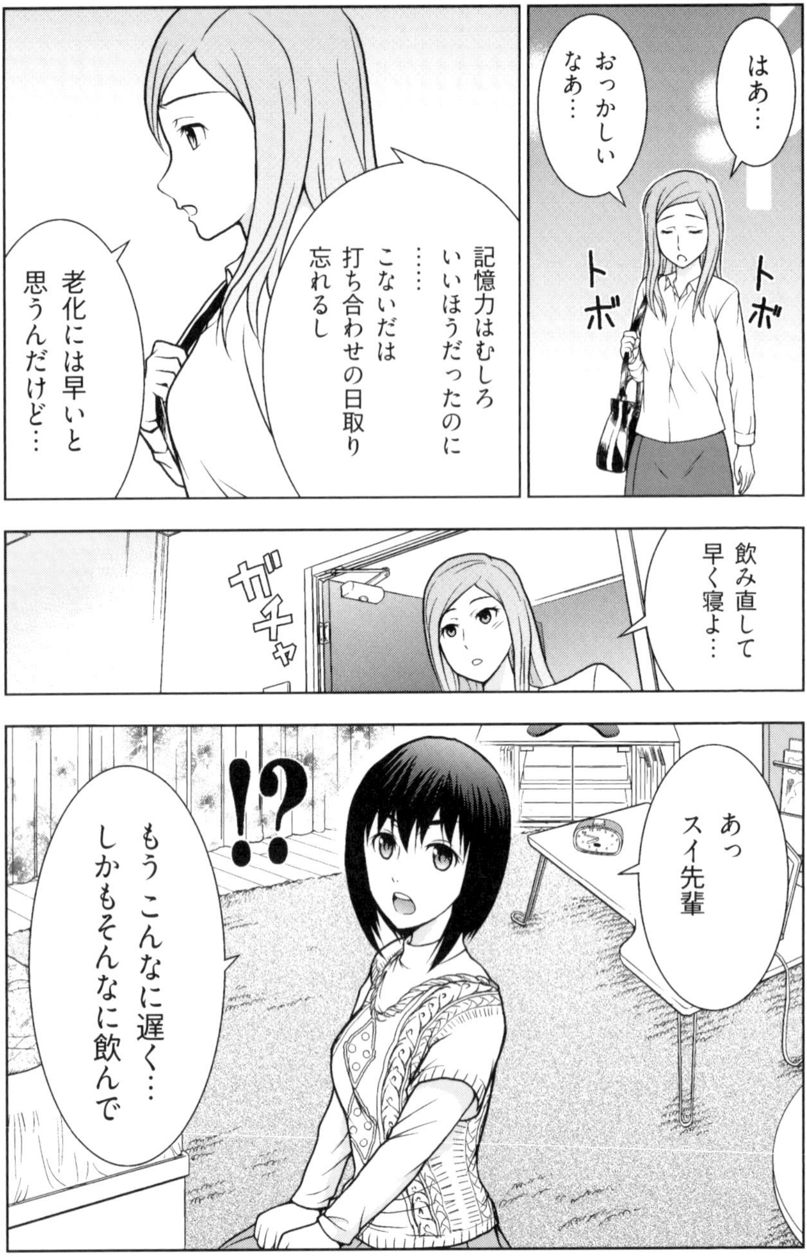
はあ…
おっかしいなあ…
トボ トボ
記憶力はむしろいいほうだったのに……こないだは打ち合わせの日取り忘れるし
老化には早いと思うんだけど…
飲み直して早く寝よ…
ガチャ
あっスイ先輩
!?
もうこんなに遅く…しかもそんなに飲んで

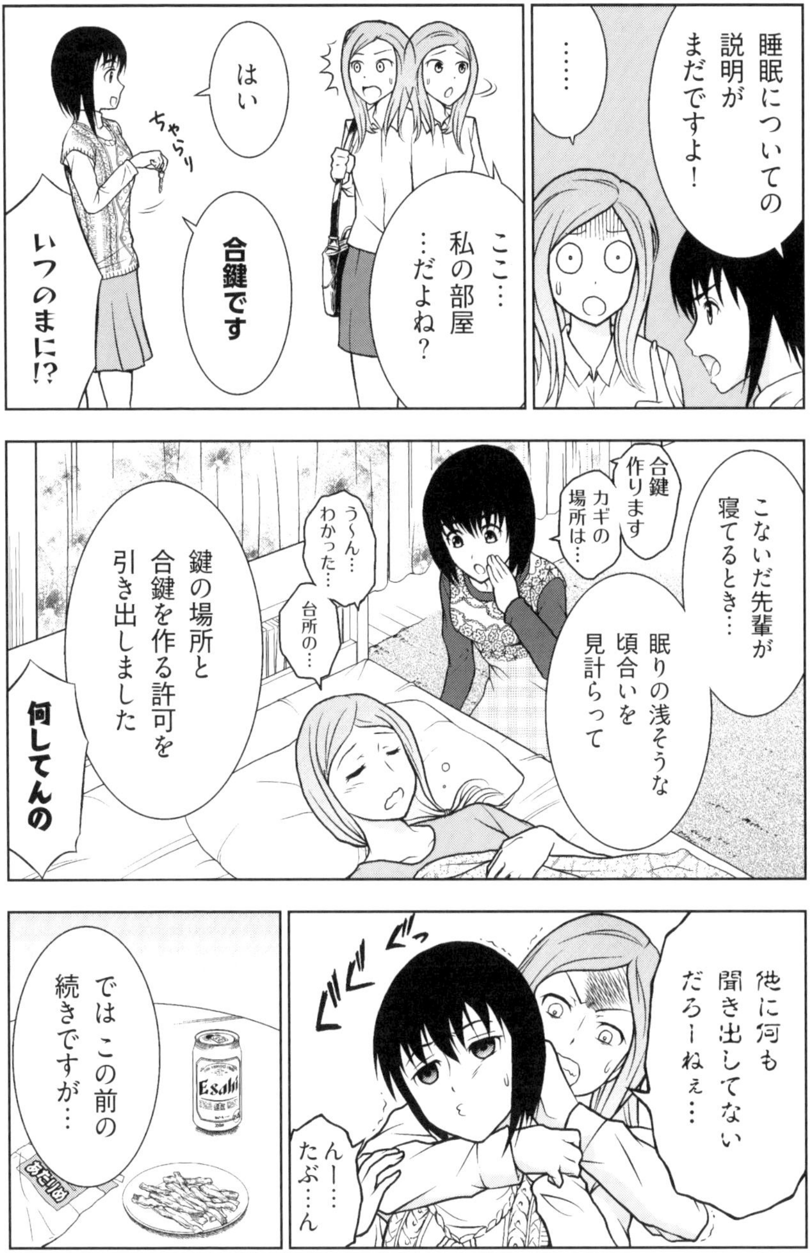
睡眠についての説明がまだですよ！
……
ここ…私の部屋…だよね？
はい
ちゃらり
合鍵です
いつのまに!?
こないだ先輩が寝てるとき…
合鍵作ります
カギの場所は…
眠りの浅そうな頃合いを見計らって
う～ん…わかった…
台所の…
鍵の場所と合鍵を作る許可を引き出しました
何してんの
他に何も聞き出してないだろーねぇ…
ぐっ
ぐぐぐ
んー…たぶ…ん
ではこの前の続きですが…
Esahi
あたりめ

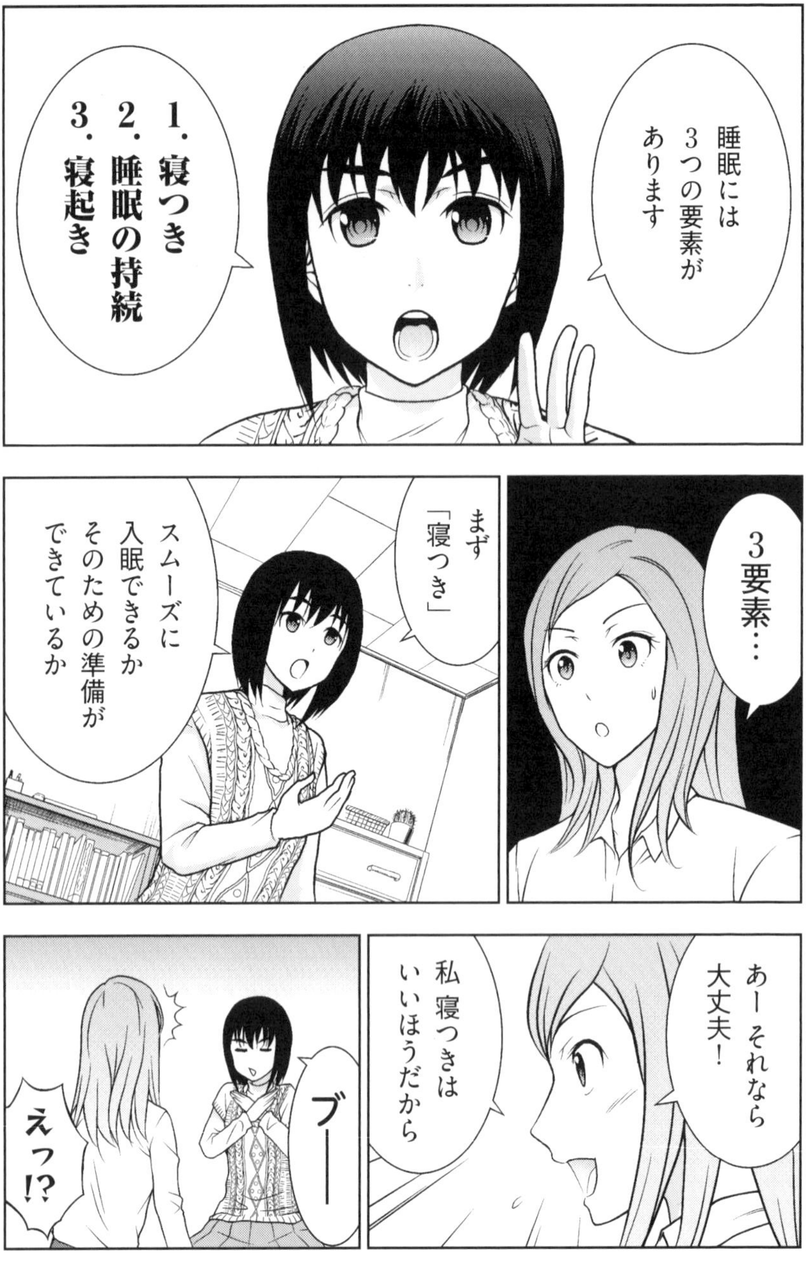

睡眠には
3つの要素が
あります
1. 寝つき
2. 睡眠の持続
3. 寝起き
3要素…
まず
「寝つき」
スムーズに
入眠できるか
そのための準備が
できているか
あー それなら
大丈夫!
私寝つきは
いいほうだから
ブーー
えっ!?

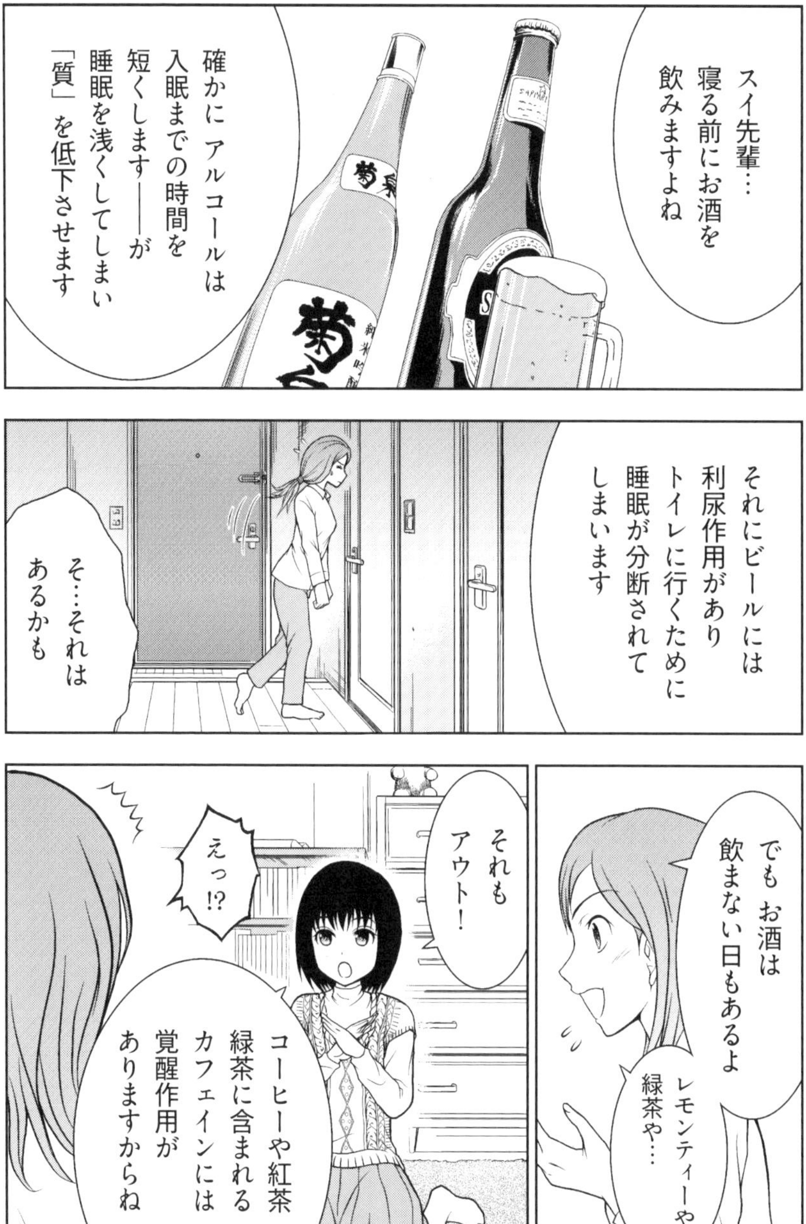
スイ先輩…寝る前にお酒を飲みますよね
確かに アルコールは入眠までの時間を短くします――が睡眠を浅くしてしまい「質」を低下させます
それにビールには利尿作用がありトイレに行くために睡眠が分断されてしまいます
そ…それはあるかも
でも お酒は飲まない日もあるよ
レモンティーや緑茶や…
それもアウト!
えっ!?
コーヒーや紅茶緑茶に含まれるカフェインには覚醒作用がありますからね

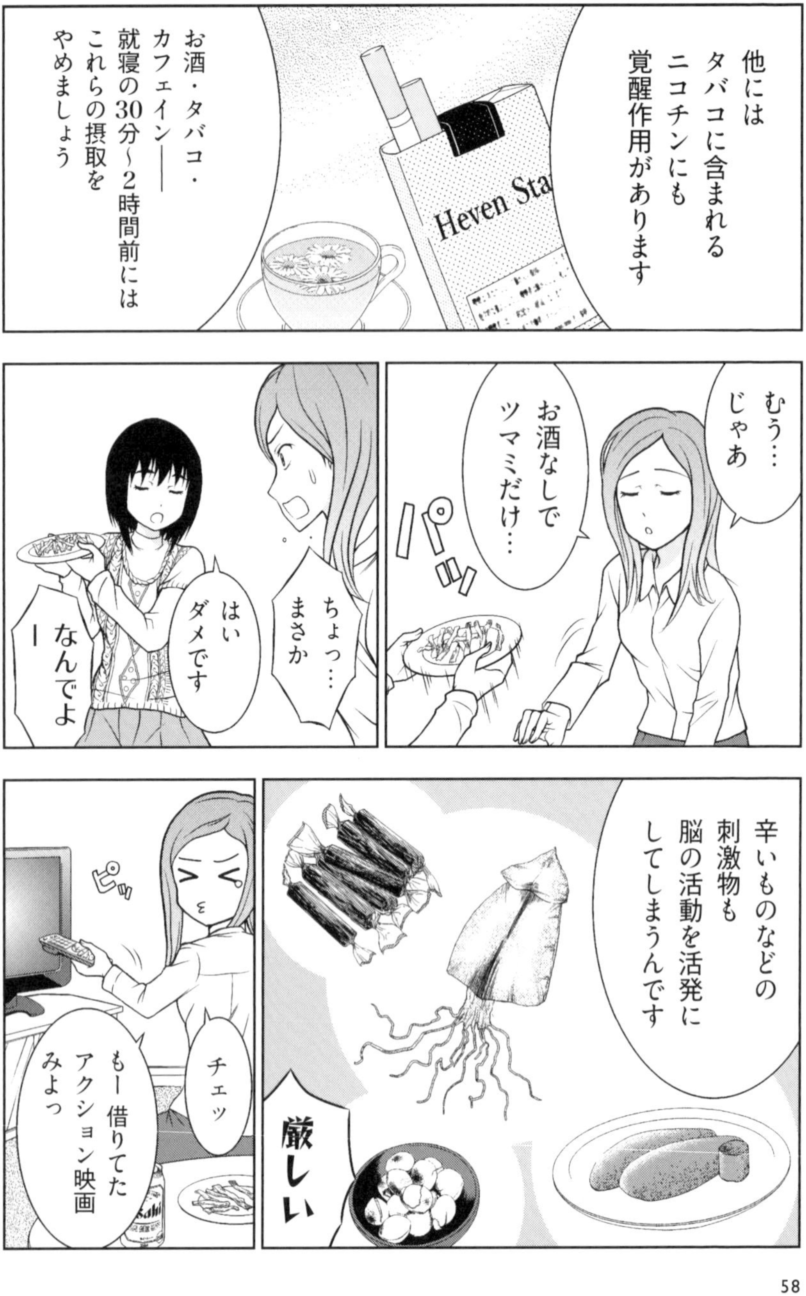
他には
タバコに含まれる
ニコチンにも
覚醒作用があります
Heven Sta
お酒・タバコ・
カフェイン――
就寝の30分～2時間前には
これらの摂取を
やめましょう
むう…
じゃあ
お酒なしで
ツマミだけ…
パッ
ちょっ…
まさか
はい
ダメです
なんでよー
辛いものなどの
刺激物も
脳の活動を活発に
してしまうんです
厳しい
ピッ
チェッ
もー 借りてた
アクション映画
みよっ

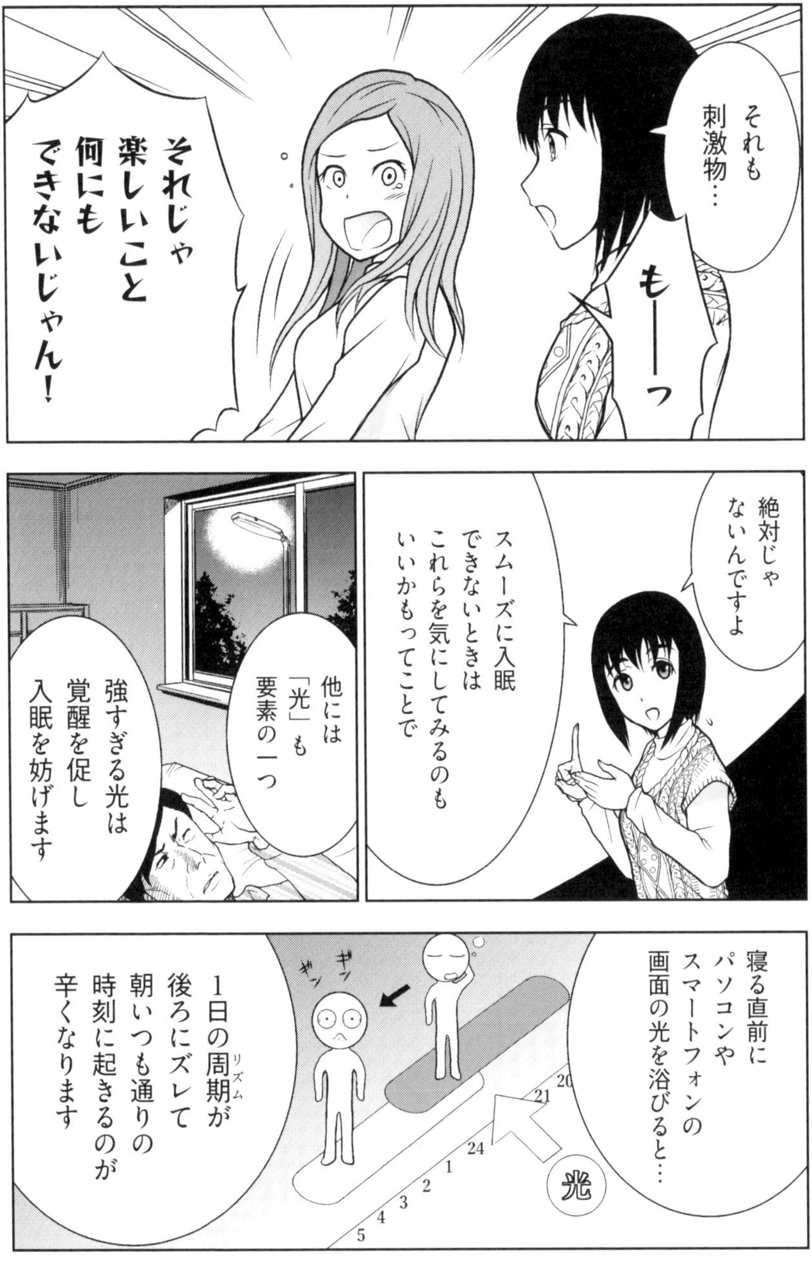
それも刺激物…
もーーっ
それじゃ楽しいことと何にもできないじゃん！
絶対じゃないんですよ
スムーズに入眠できないときはこれらを気にしてみるのもいいかもってことで
他には「光」も要素の一つ
強すぎる光は覚醒を促し入眠を妨げます
寝る直前にパソコンやスマートフォンの画面の光を浴びると…
光
20
21
24
1
2
3
4
5
1日の周期《リズム》が後ろにズレて朝いつも通りの時刻に起きるのが辛くなります

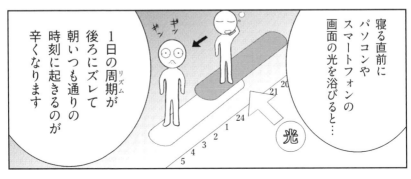

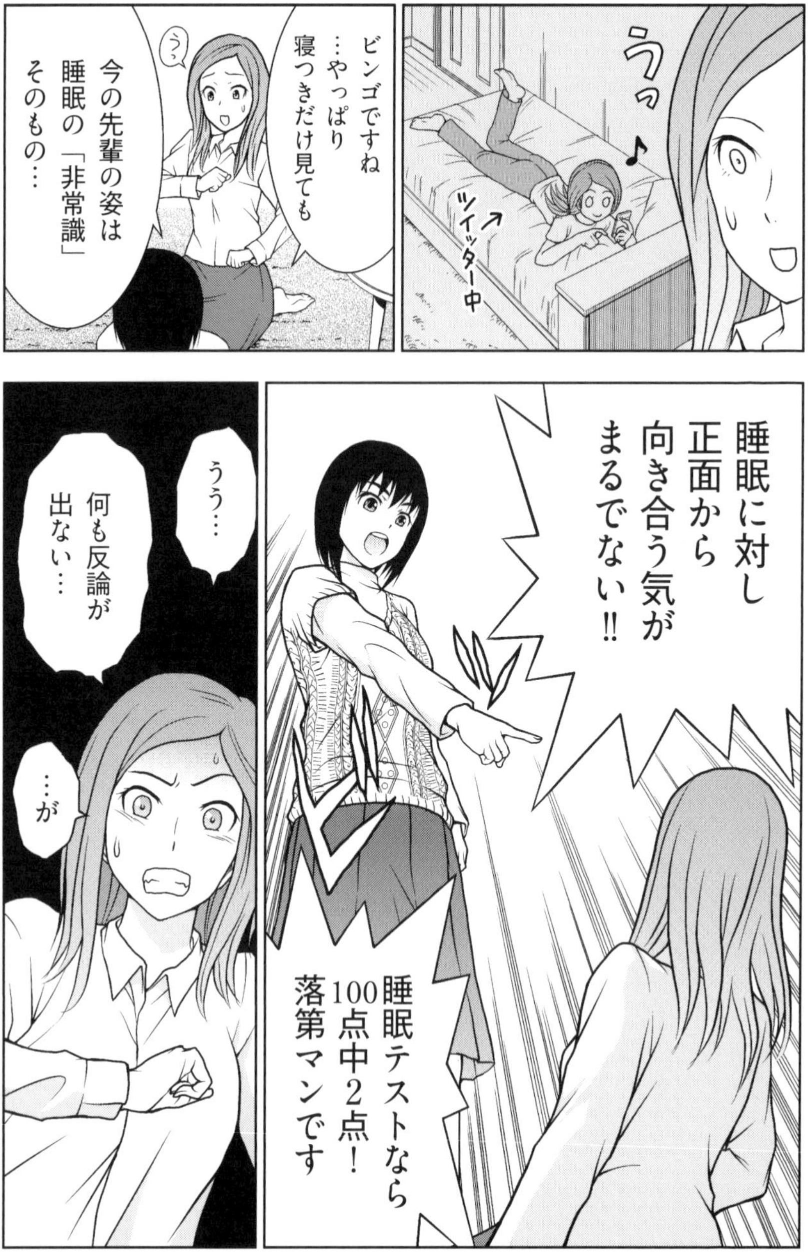
うっ
♪
ツイッター中
ビンゴですね
…やっぱり
寝つきだけ見ても
うっ
今の先輩の姿は
睡眠の「非常識」
そのもの…
睡眠に対し
正面から
向き合う気が
まるでない!!
睡眠テストなら
100点中2点!
落第マンです
うう…
何も反論が
出ない…
…が

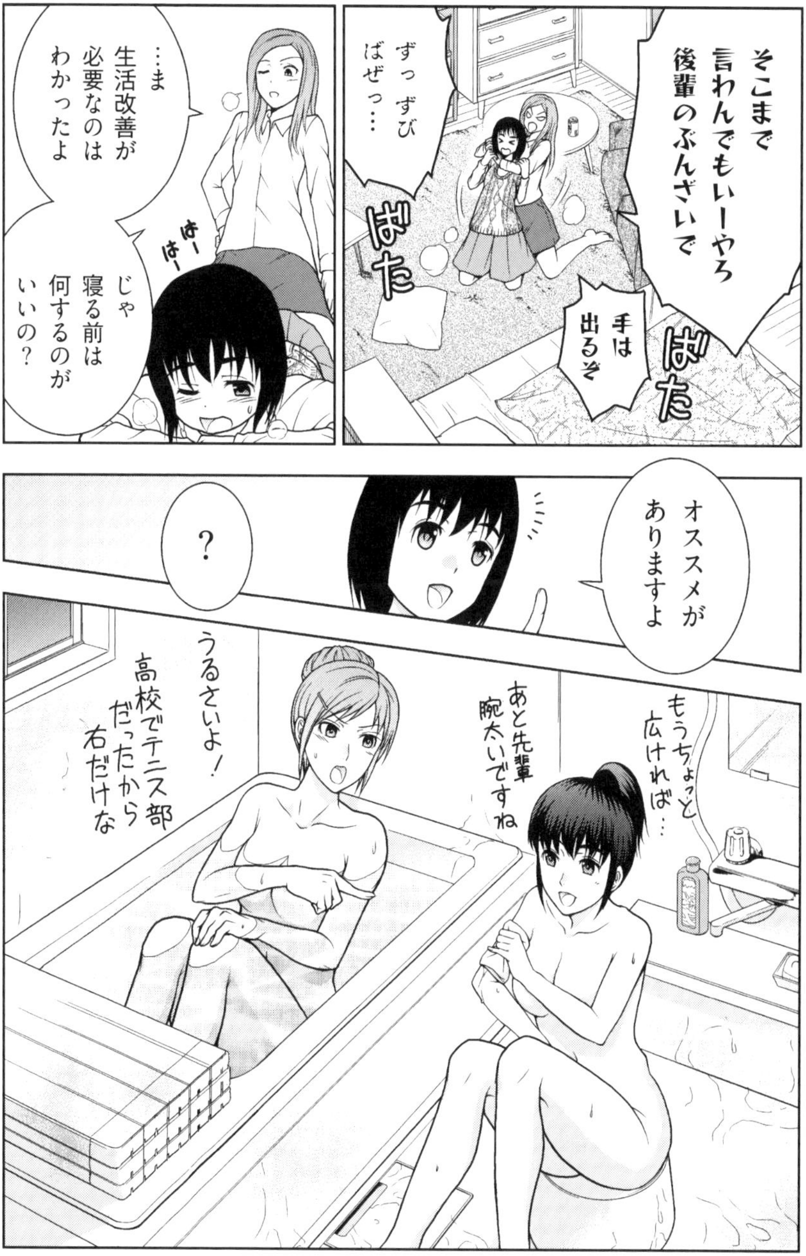
そこまで言われんでもいーやろ後輩のぶんざいで
ずっずびばぜっ…
ぱた
手は出るぞ
ぱた
…ま生活改善が必要なのはわかったよ
はーはー
じゃ寝る前は何するのがいいの？
オススメがありますよ
？
もうちょっと広ければ…
あと先輩腕太いですね
うるさいよ！
高校でテニス部だったから右だけな

Lecture 5

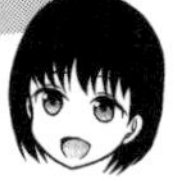

寝る前のバスタイムはシャワーで済まさず湯船に浸かる

▼体温を上げると寝つきがよくなる

皆さん、毎日お風呂に入っていますか？ 忙しいからといってシャワーだけで済ませてしまっているとしたら要注意です。「寝つきが悪い」「熟睡できない」「寝起きが悪い」といった不調を感じているなら、しっかりと湯船に浸かることをおすすめします。

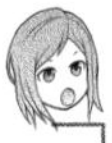

「それってリラックス効果があるから？ 私はシャワー派なんだけど…」

それだけじゃありません。**お風呂に入ると、効果的に「深部体温」（体の中心部分の温度のこと）を下げることができるんです。**お風呂に入っていったん深部体温を上げることで、体ではそれを下げようとする動きが起こるんです。そして深部体温は徐々に低下。スムーズな入眠、質の高い睡眠のためには、この「自然な低下」が不可欠なのです。

▼ベストは「ぬるめのお湯で体がポカポカするくらい」

シャワーだけでは体の芯まで温めることができません。寝つきをよくするためには湯船にしっかりと浸かって体温を上げる必要があります。**すぐに上がってしまうと、体の表面は温まっても深部体温は上がらないので気をつけてくださいね。**

お湯の温度については、男女や季節によっても差があるので、具体的に何℃がいいとは言えないのですが、熱すぎず、ぬるすぎず、がポイントです。目安としては、ぬるめのお湯で体の芯がポカポカするくらい、と覚えてください。

ワンポイント それでも熱いお湯に浸かりたかったら

あまりに熱すぎると、体温が下がるまでに時間がかかって、なかなか寝つけなくなってしまう。体温の上昇と下降には一定のリズムがあり、高くなればなった分だけ下がるまでの時間も長くなる。

熱いお湯に浸かるのが好きな人は、寝る直前の入浴は避けるといい。帰宅したらまず入浴、その後食事をとって寝る——といった形で、就寝までの時間を空けたほうがいいかもしれない。

Lecture 6

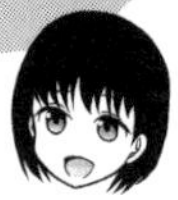

クタクタなのに眠れないのはなぜ？

▼原因は交感神経の高ぶり

瞬殺で眠れるスイ先輩はともかく、遅くまで残業して帰ったのに、なぜか寝つけないというお悩みは、長時間労働やストレスとの格闘を日夜余儀なくされる現代人ならではのもの。

原因は、自律神経のコントロールがうまくできていないことにあります。

自律神経は、活動しているときに働く交感神経と、休息しているときに働く副交感神経からなり、基本的には寝る時間になると交感神経が鎮まり、結果的に副交感神経が優位となります。

ただし、これはあくまでも基本的なリズムの話。**遅くまでパソコン作業に没頭していたり、ストレスや怒りを感じたりすると、夜でも交感神経が優位になって寝つきが悪くなります。**

▼「入眠儀式」で快適な眠りを促す

逆に言えば、**寝る前に交感神経を鎮め、副交感神経を意識的に優位にすることができれば、睡眠の質を上げられるわけです。**

そのためには、体をリラックスさせることが大切です。

他のレクチャーページでも触れていますが、入浴や軽めの運動、ストレッチなどはその最たるものです。共通しているのは、いったん体温を上げることで就寝時刻に向けて自然な体温の低下を促しているということ。私たちの体は、体温が下がり、副交感神経が優位になるリズムに寄り添うことができれば、自然と眠気に襲われるようにできているんです。

こうした「スムーズな入眠のための就寝前に行う習慣」のことを、「入眠儀式」と言います。何をするかは人それぞれで、パジャマに着替える、明日の着替えを準備する、といったことも入眠儀式にできますが、基本的にはリラックスできることを第一に考えてください。

好きな音楽を聴いたり、部屋にアロマオイルを置いたりするなど、自分なりのリラックス方法を確立できていると、忙しい毎日でも気持ちよく眠りにつくことができるはずです。

Column 2

眠れない夜は少し飲んでもいいけれど…

アルコールは、付き合い方によって善にも悪にもなります。睡眠においては、まんが本編でも触れているとおり、就寝前にお酒を飲むと、入眠しやすくなる反面、眠りが浅くなるために睡眠の質を落としてしまいます。

しかし、一方で、アルコールにはこんな効果も。「仕事のミスを上司に叱責され落ち込んでいる」「ずっと1つのことを考えてしまう」といった理由で寝つけないときには、少量のお酒を飲むことで気分が楽になり、緊張がほぐれることがあります。

気をつけるべきは、量とタイミングです。

まず、当然ですが、過度の飲酒は避けるべきです。気分がよく、意識はしっかりしている「ほろ酔い」程度におさえておきましょう。

そしてタイミング。量をセーブしているとはいえ、やはり寝る直前はおすすめできません。アルコールの持つ利尿作用で、寝ている途中に尿意をもよおし、せっかくの眠りが分断されてしまいます。個人差はありますが、目安として、眠りにつくまでに最低1時間くらいの幅をもたせるようにしましょう。

そして、くれぐれも「習慣」にはしないこと。たまにアルコールを睡眠薬代わりに飲んでから寝る人がいますが、これは立派なアルコール依存症の入り口です。

夜のお酒とは、上手に付き合いたいものです。

Chapter 3

体内時計を整える

やる気も集中力もリズム次第

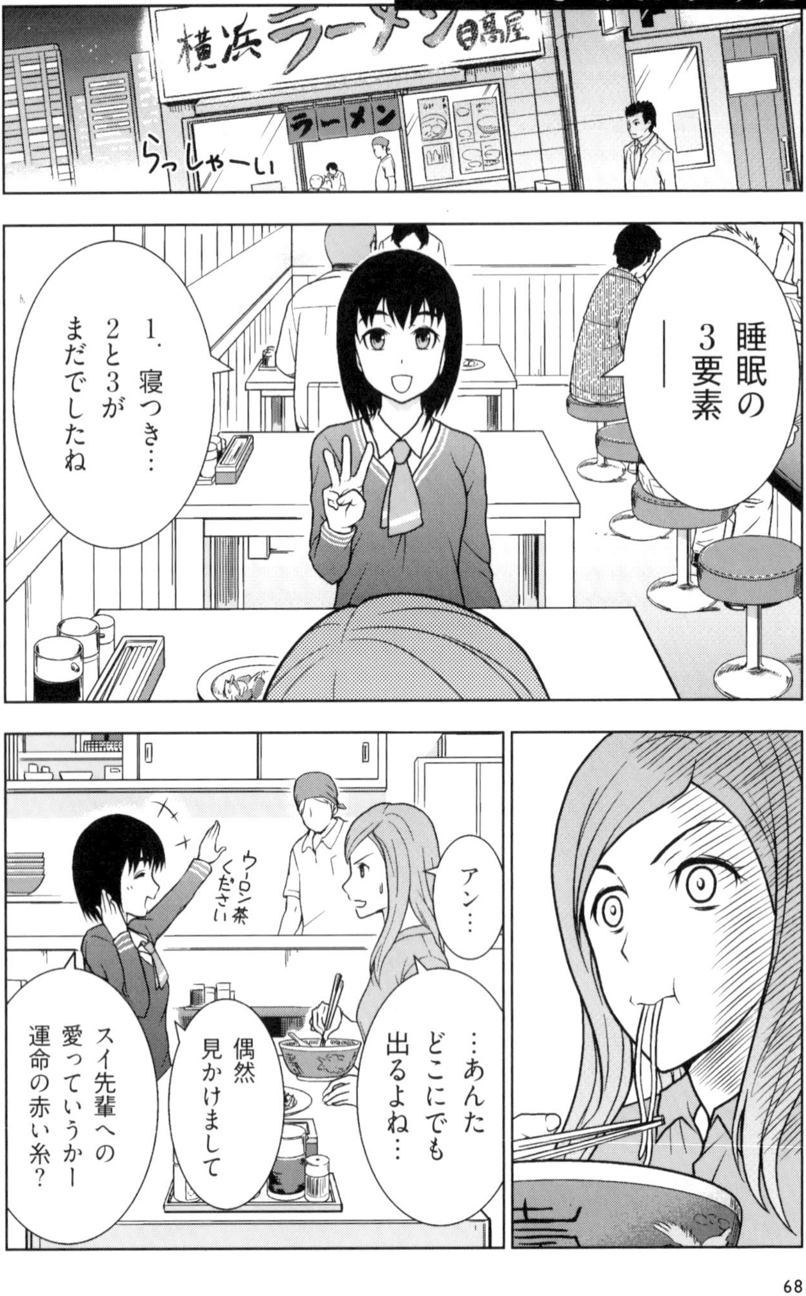
横浜ラーメン
ラーメン
らっしゃーい
睡眠の3要素——
1.寝つき… 2と3がまだでしたね
アン…
…あんた どこにでも 出るよね…
偶然 見かけまして
スイ先輩への 愛っていうかー 運命の赤い糸?
ウーロン茶 ください

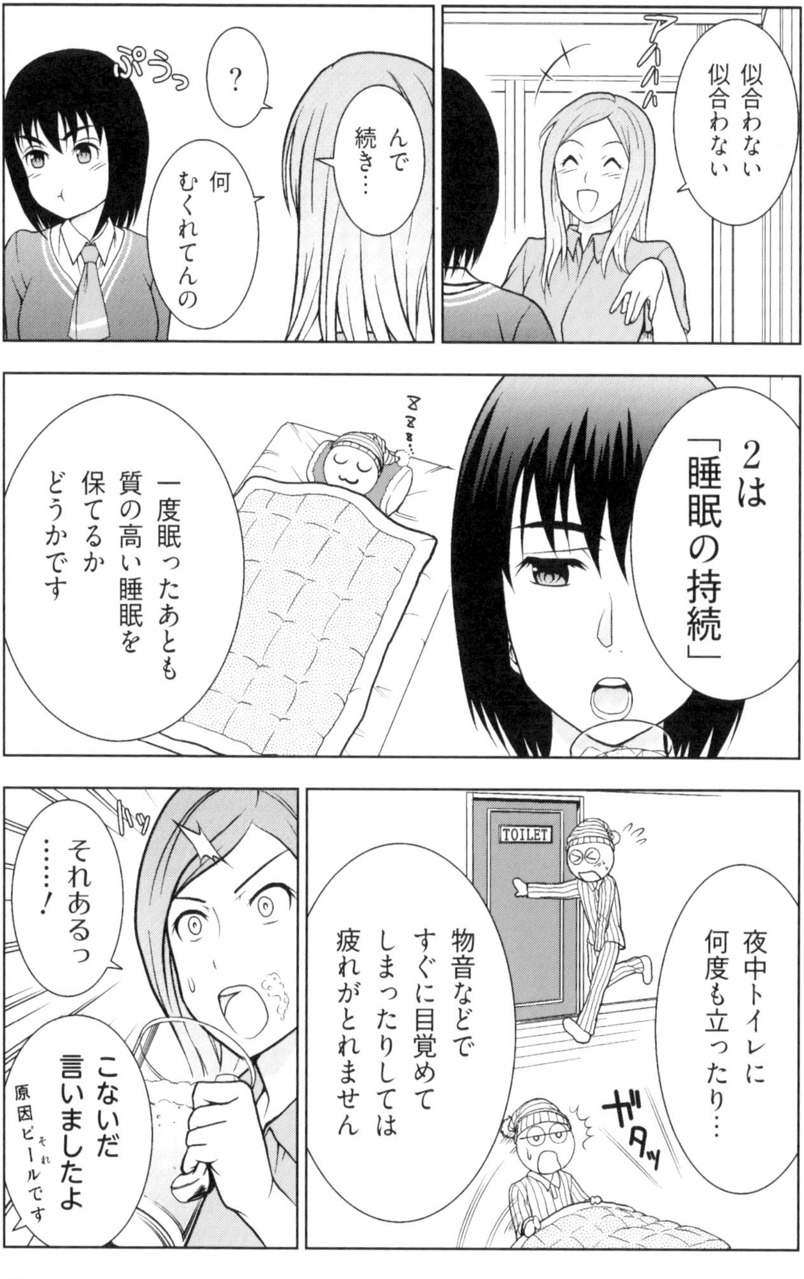
似合わない
似合わない
アハハハ
んで
続き…
？
何
むくれてんの
ぷうっ
2は
「睡眠の持続」
一度眠ったあとも
質の高い睡眠を
保てるか
どうかです
TOILET
夜中トイレに
何度も立ったり…
物音などで
すぐに目覚めて
しまったりしては
疲れがとれません
ガタッ
それあるっ
……！
こないだ
言いましたよ
原因ビール《それ》です

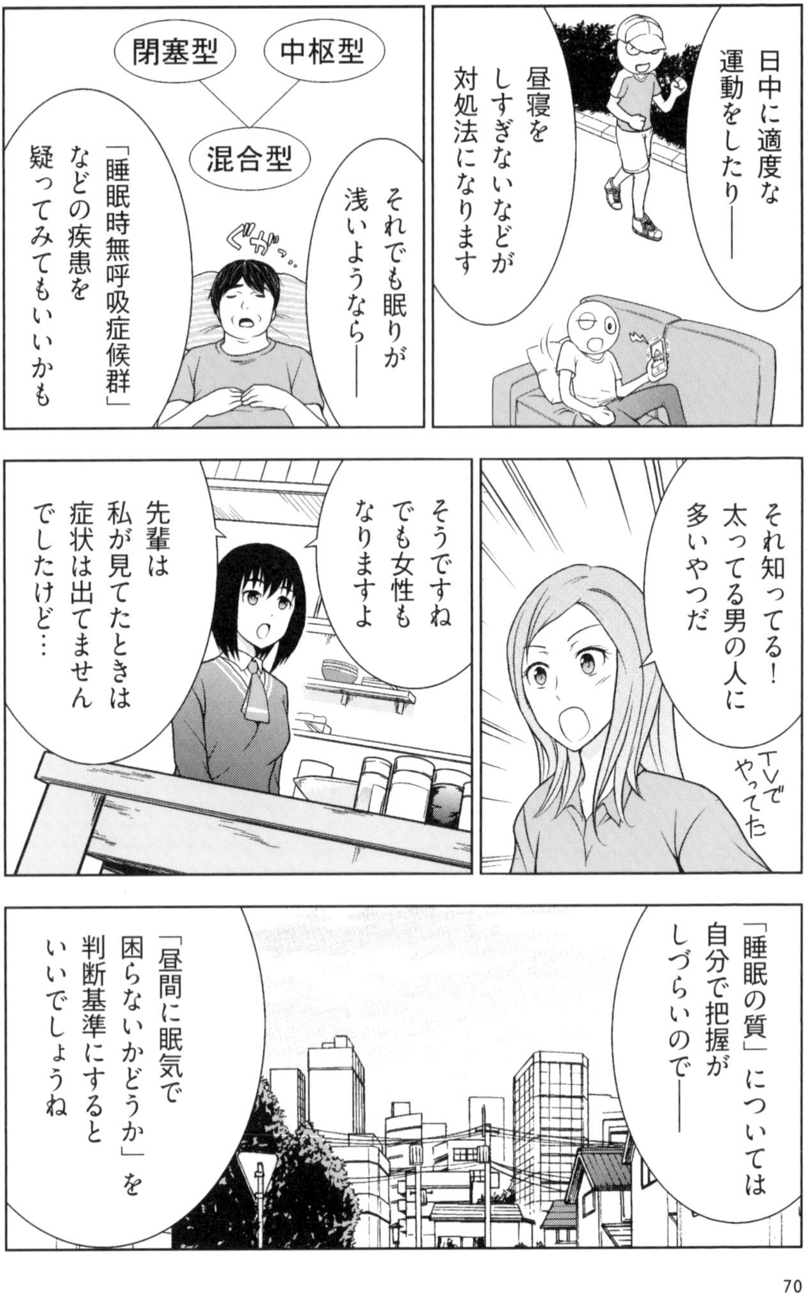
日中に適度な運動をしたり——
昼寝をしすぎないなどが対処法になります
それでも眠りが浅いようなら——
閉塞型
中枢型
混合型
グガッ…
「睡眠時無呼吸症候群」などの疾患を疑ってみてもいいかも
それ知ってる！太ってる男の人に多いやつだ
TVでやってた
そうですね でも女性もなりますよ
先輩は私が見てたときは症状は出てませんでしたけど…
「睡眠の質」については自分で把握がしづらいので——
「昼間に眠気で困らないかどうか」を判断基準にするといいでしょうね

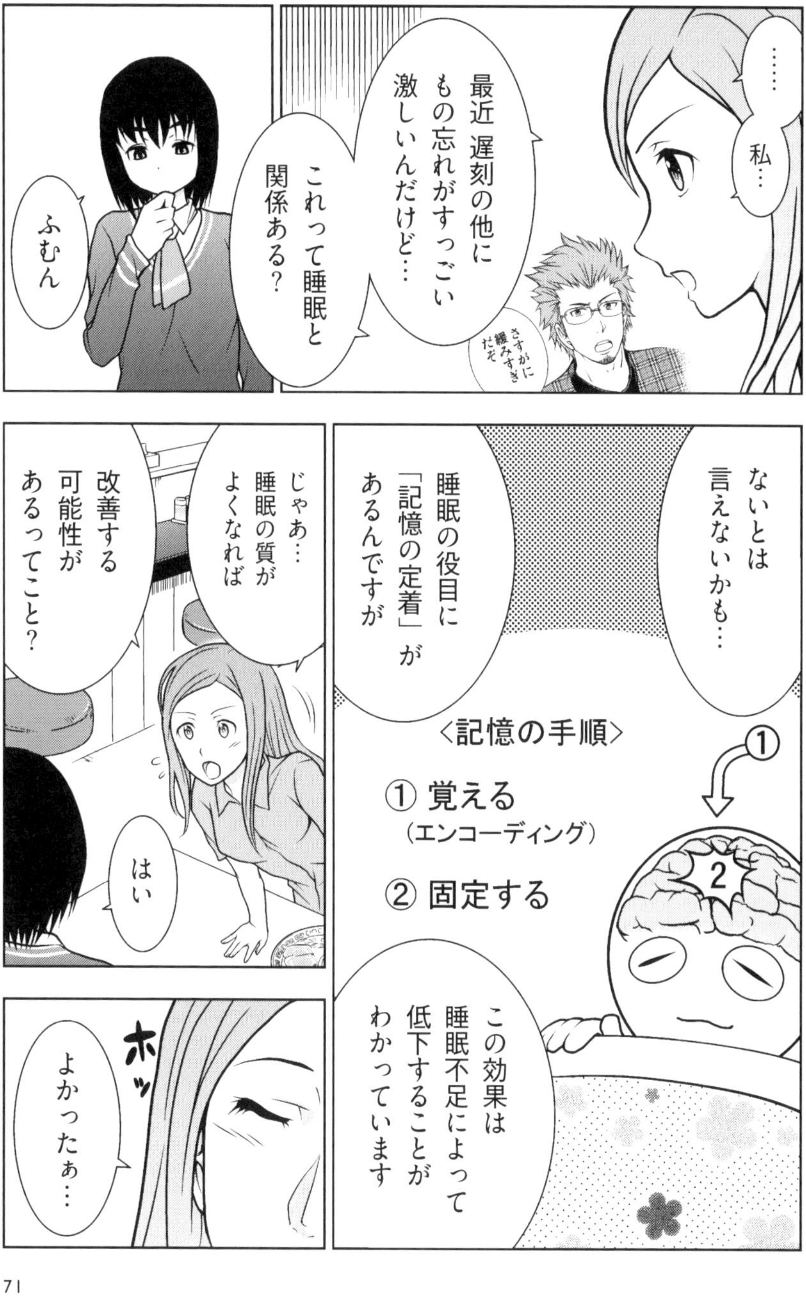
……
私……
さすがに緩みすぎだぞ
最近 遅刻の他に もの忘れがすっごい 激しいんだけど…
これって睡眠と関係ある？
ふむん
ないとは言えないかも…
睡眠の役目に「記憶の定着」があるんですが
〈記憶の手順〉
① 覚える
（エンコーディング）
② 固定する
①
2
この効果は睡眠不足によって低下することがわかっています
じゃあ…睡眠の質がよくなれば
改善する可能性があるってこと？
はい
ホッ
よかったぁ…

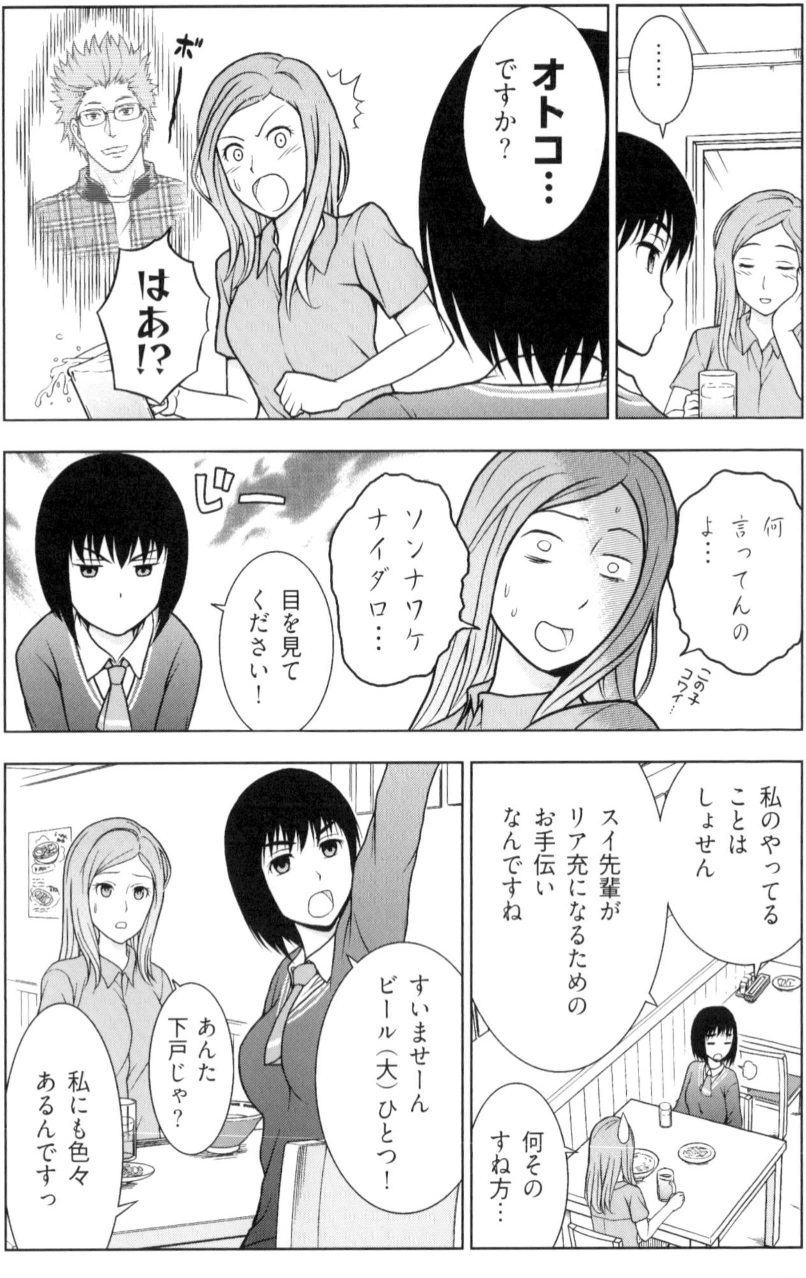
……
オトコ…ですか?
ボー
はあ!?
何言ってんのよ…
この子コワイ…
ソンナワケナイダロ…
ジー
目を見てください!
私のやってることはしょせん
スイ先輩がリア充になるためのお手伝いなんですね
何そのすね方…
すいませーんビール(大)ひとつ!
あんた下戸じゃ?
私にも色々あるんですっ

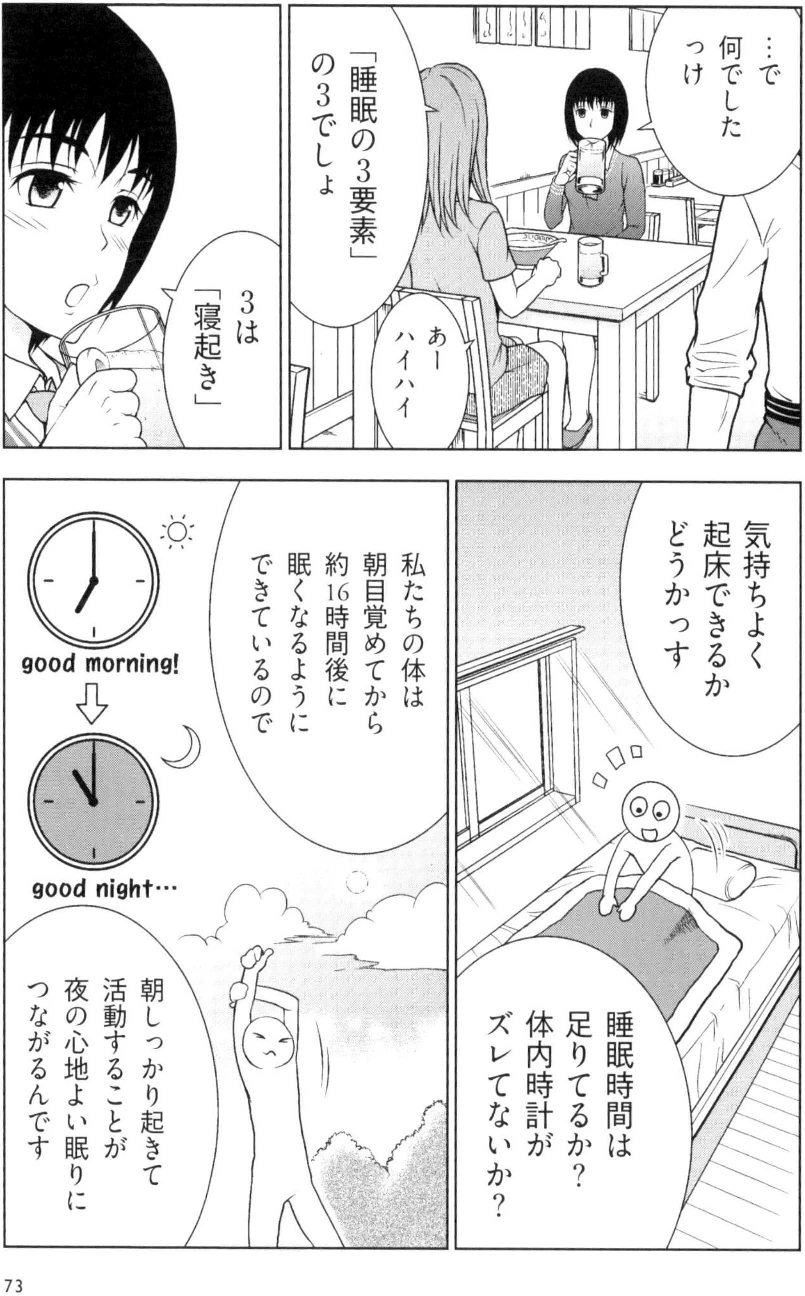
…で何でしたっけ
「睡眠の3要素」の3でしょ
あーハイハイ
3は「寝起き」
気持ちよく起床できるかどうかっす
睡眠時間は足りてるか？体内時計がズレてないか？
私たちの体は朝目覚めてから約16時間後に眠くなるようにできているので
good morning!
good night…
朝しっかり起きて活動することが夜の心地よい眠りにつながるんです

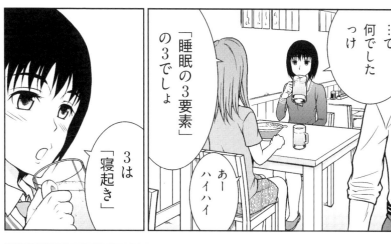

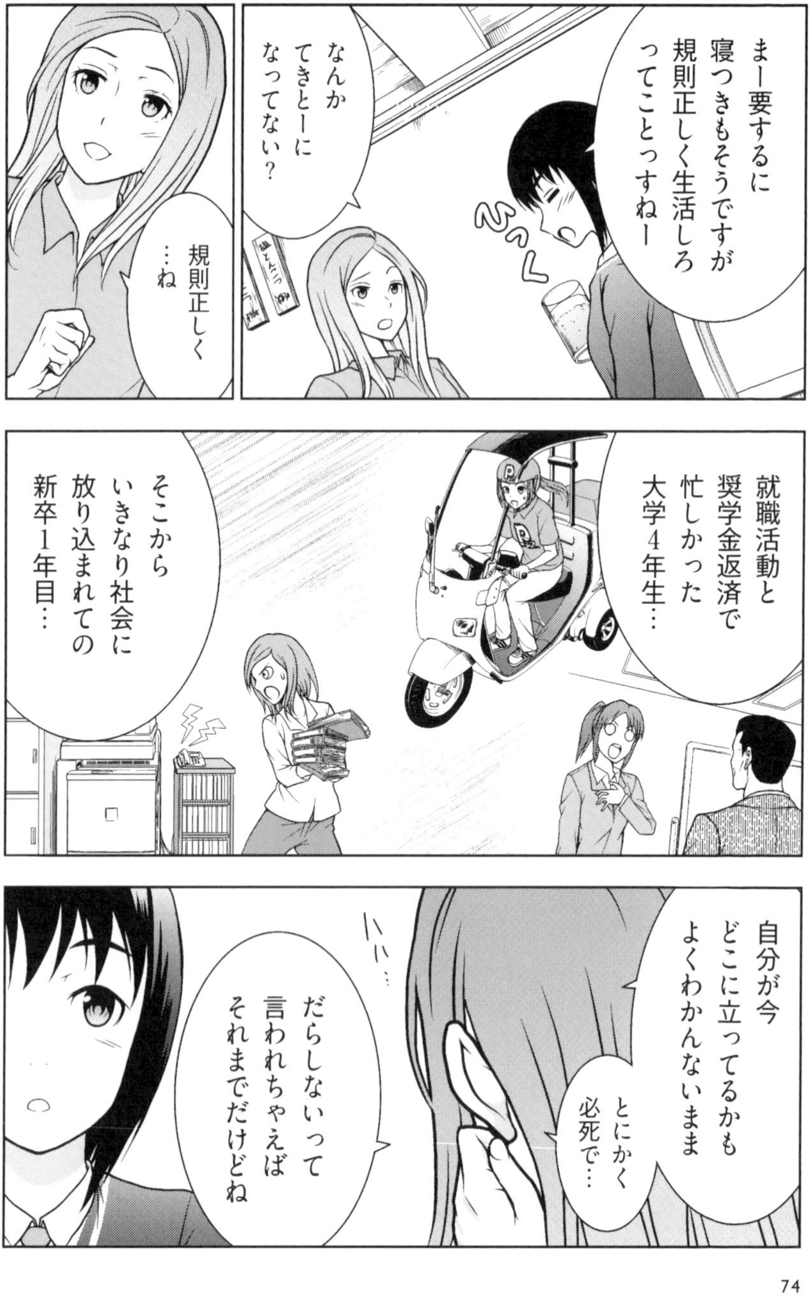
まー要するに寝つきもそうですが規則正しく生活しろってことっすねー
ひっく
なんかてきとーになってない？
規則正しく…ね
就職活動と奨学金返済で忙しかった大学4年生…
そこからいきなり社会に放り込まれての新卒1年目…
自分が今どこに立ってるかもよくわかんないまま
とにかく必死で…
ハハ…
だらしないって言われちゃえばそれまでだけどね

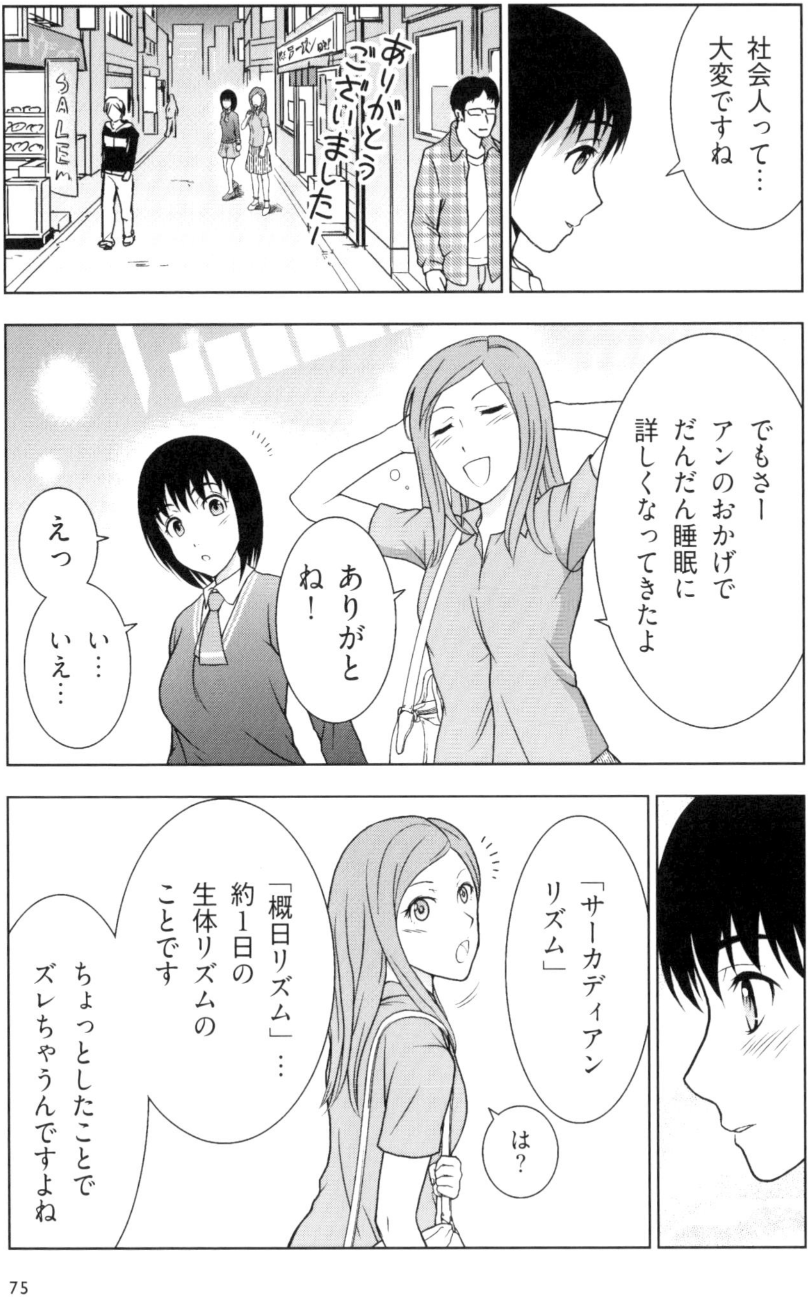
社会人って…大変ですね
ありがとうございました！
でもさーアンのおかげでだんだん睡眠に詳しくなってきたよ
ありがとね！
えっ
い…いえ…
「サーカディアンリズム」
は？
「概日リズム」…約1日の生体リズムのことです
ちょっとしたことでズレちゃうんですよね

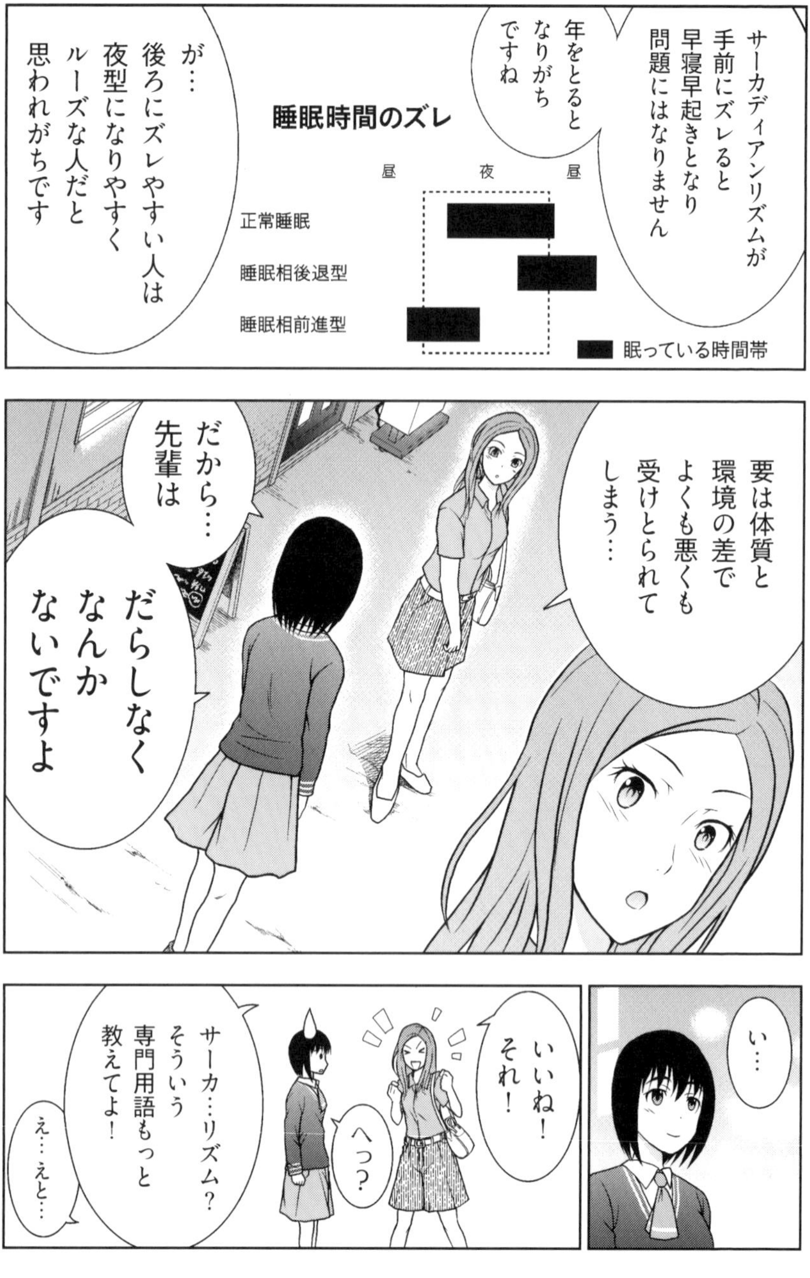
サーカディアンリズムが手前にズレると早寝早起きとなり問題にはなりません
年をとるとなりがちですね
睡眠時間のズレ
昼
夜
昼
正常睡眠
睡眠相後退型
睡眠相前進型
眠っている時間帯
が…後ろにズレやすい人は夜型になりやすくルーズな人だと思われがちです
要は体質と環境の差でよくも悪くも受けとられてしまう…
だから…先輩は
だらしなくなんかないですよ
い…
いいね！それ！
へっ？
サーカ…リズム？そういう専門用語もっと教えてよ！
え…えと…

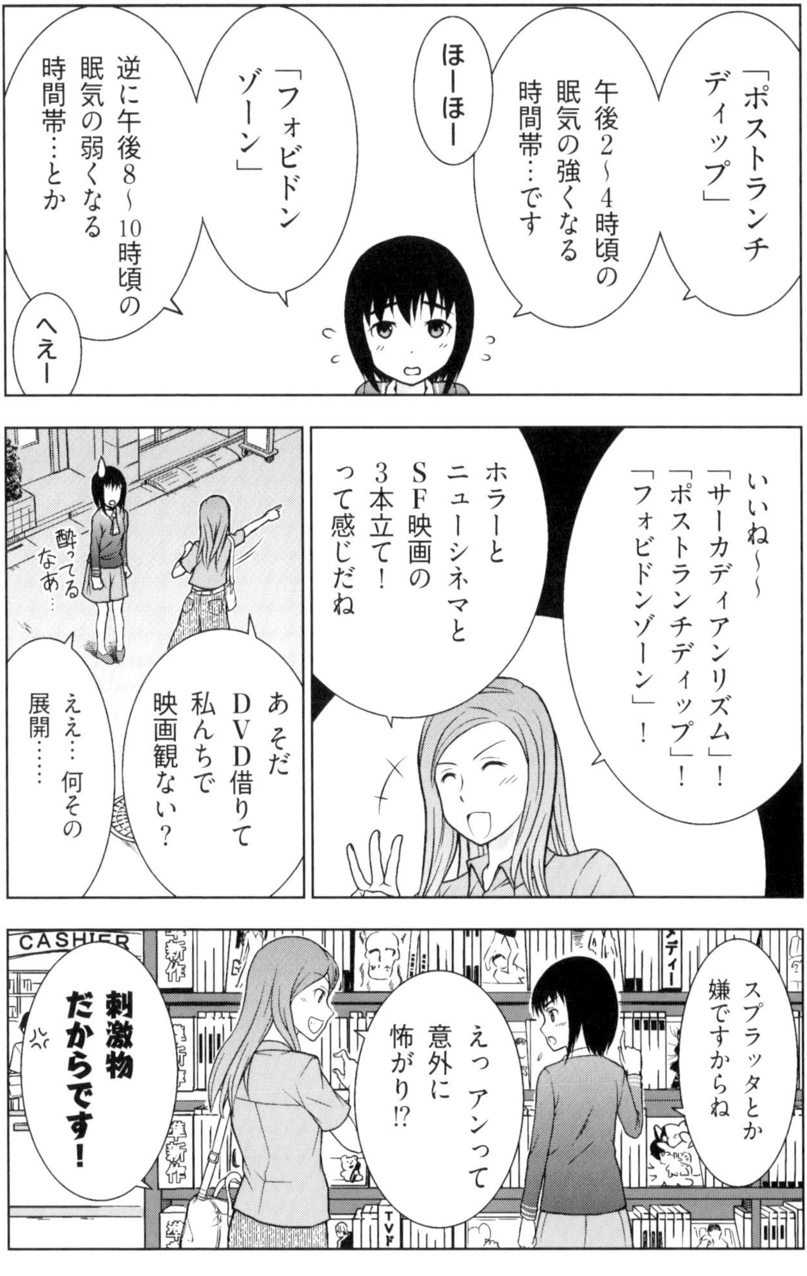
「ポストランチディップ」
午後2～4時頃の眠気の強くなる時間帯…です
ほーほー
「フォビドンゾーン」
逆に午後8～10時頃の眠気の弱くなる時間帯…とか
へえー
いいね～～「サーカディアンリズム」！「ポストランチディップ」！「フォビドンゾーン」！
ホラーとニューシネマとSF映画の3本立て！って感じだね
酔ってるなあ…
あそだDVD借りて私んちで映画観ない？
ええ…何その展開……
CASHIER
スプラッタとか嫌ですからね
えっアンって意外に怖がり!?
刺激物だからです！

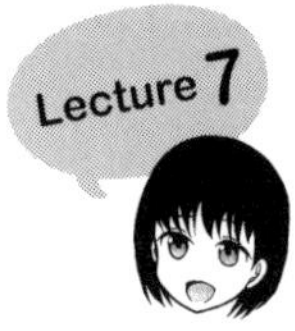

夜型生活を朝方生活に変えるには？

▼朝型への第一歩は「マスタークロック」のリセット

朝型・夜型には、体内時計が深く関わっています。その中心になっているのは、約1日周期の「サーカディアンリズム（概日リズム）」です。睡眠・覚醒のリズムと体温リズム。この2つが連動することで、朝目覚めてからおよそ16時間後に眠くなるという基本的なリズムが生まれ、さらにその基本リズムに連動するかたちで、ホルモン分泌や自律神経の活動、各臓器の働きなどもサーカディアンリズムを刻んでいます。そう、私たちの体には複数の体内時計が備わっているんです。

体内時計には、「24時間より少し長いため後ろにずれやすい」という特質があります。夜更かしが楽で早起きがきついのはそのためです。でも、夜更かしや不規則な生活が続いては、リズムが崩れあらゆる不調の原因に。

体内のすべての体内時計は、脳の視床下部にある「視交叉上核《しこうさじょうかく》」という領域で制御されています。そこには「マスタークロック」と呼ばれる、親時計なるものが備わっていて、朝、太陽の光を浴びると、マスタークロックが覚醒し、抹消時計（その他の子時計）が調整されていきます。朝型に変わりたいなら、まずは毎朝太陽の光をしっかり浴びることが大切です。

▼朝活、早起きのしすぎは逆効果

起きるモチベーションになるのであれば、朝活それ自体はいいこと。でも、意気込んで起きる時間を一気に早めたり、早起きしたにもかかわらず、夜はいつもと変わらず遅くまで活動しているというのでは、寝不足や体内時計の乱れにつながります。

起床時間は、まずは10～15分ずつ調整していくこと。そして、夜は起床時刻を早めた分、いつもより早めに休むようにしましょう。今までの生活スタイルに朝の活動をプラスして余裕をなくしてしまっては本末転倒です。**夜の時間を朝に移行するという考え方で、無理のない調節を心がけてください。**睡眠の質を上げる行動の中でもとくに重要なのは、日中しっかり活動したら、夜はしっかり休むという、1日を通じてのメリハリなのです。

Lecture 8

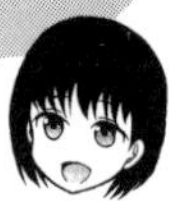

体内時計のリズムを使って睡魔を撃退！

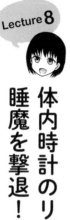

▼午後の睡魔は自然の摂理

午後、会議中に突如として襲ってくる眠気。いけないとわかっていても出てしまうあくび。スイ先輩も毎日のようにやらかしては上司に怒られているとかいないとか。

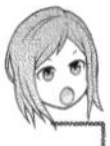

「毎日は言い過ぎでしょ！　でも、どうしてあんなに眠たくなるのかなー。」

ズバリ、「サーカセミディアンリズム（半概日リズム）」の影響ですね。半日周期の眠気のリズムのことです。私たちの体には様々な周期の生体リズムが複数存在しているのですが、これはその中のひとつ。

よく「ランチを食べるとお腹がいっぱいになって眠くなる」なんて言いますが、実はお昼を食べなくても、私たちの体はそのくらいの時間に眠くなるようにできているんです。眠気の強さは睡眠の不足度合いなどに応じて強く感じたり、少し我慢すればやり過ごせる程度だったりと変化します。

▼眠くて集中できないならば…

午後の仕事に集中したいときは、次の3点に気をつけてみてください。

①明るい時間帯に20分だけ仮眠をとる
②仮眠前にはコーヒーでカフェイン注入
③人と会話をする機会をつくる

眠気を我慢しながらの仕事はかえって非効率です。この方法で乗り切りましょう。

▍午後の眠気を断ち切る3つの方法

①明るい時間帯に20分だけ仮眠する	潔く仮眠をとったほうが、やる気も集中力もみなぎるというもの。ただし夕方など遅い時間帯や20分以上の仮眠は、体内時計のリズムが乱れる原因に。通常は15分～20分、高齢の方なら30分くらいを目安にしよう。
②仮眠前にはコーヒーでカフェイン注入	カフェインの覚醒効果が出るまでには20分ほどかかる。これを利用して仮眠前にコーヒーを飲んでおくと、寝すぎを防止でき、シャキッとした状態で仕事に臨むことができる。
③人と会話する機会をつくる	午後はじっとしていると眠気が出る時間帯。意図的に、電話や相談事の時間に充てるもよし。デスクワークでどうしても眠くなったら、資料を手渡しに行く、階段を上るなどとにかく動くこと。

Column 3

最もよく効く目覚まし時計は脳内にある

普段、朝はなかなか起きられないという人でも、楽しみにしていた旅行やイベントがある日は、不思議とアラームが鳴る前に目が覚めるといった経験をしたことがあるはず。大事なプレゼンを控え、緊張でいつもより早く起きてしまうこともあるでしょう。

このようなアラームなどに頼らない自然な眠りのことを「自己覚醒」といいます。寝る前に「明日は何時に起きる！」と意識することで、それが脳内の時計（欧米では「頭時計」と呼ばれます）にセットされるのです。

事実、こうした状況下では、予定の時刻の約1時間前から、覚醒を促すホルモン、コルチゾールを増やす働きのある「副腎皮質刺激ホルモン」の分泌が急激に増加することがわかっています。

目覚まし時計や携帯のアラームで起きる人がほとんどだと思いますが、けたたましい音で起きるのは、あまりよい起床とはいえません。本来の目覚めとは、自分の体のリズムによって自然と促されるもの。

朝同じ時間に起きられない、二度寝をして寝坊してしまうという人は、寝る前に、翌朝起きる時間を意識してみてはいかがでしょうか？

慣れてくれば、自己覚醒の能力が高まり、毎朝決まった時間に気持ちよく起きられるようになるかもしれません。

Chapter 4

極端な短時間睡眠は病気を招く

睡眠不足と心身の病気

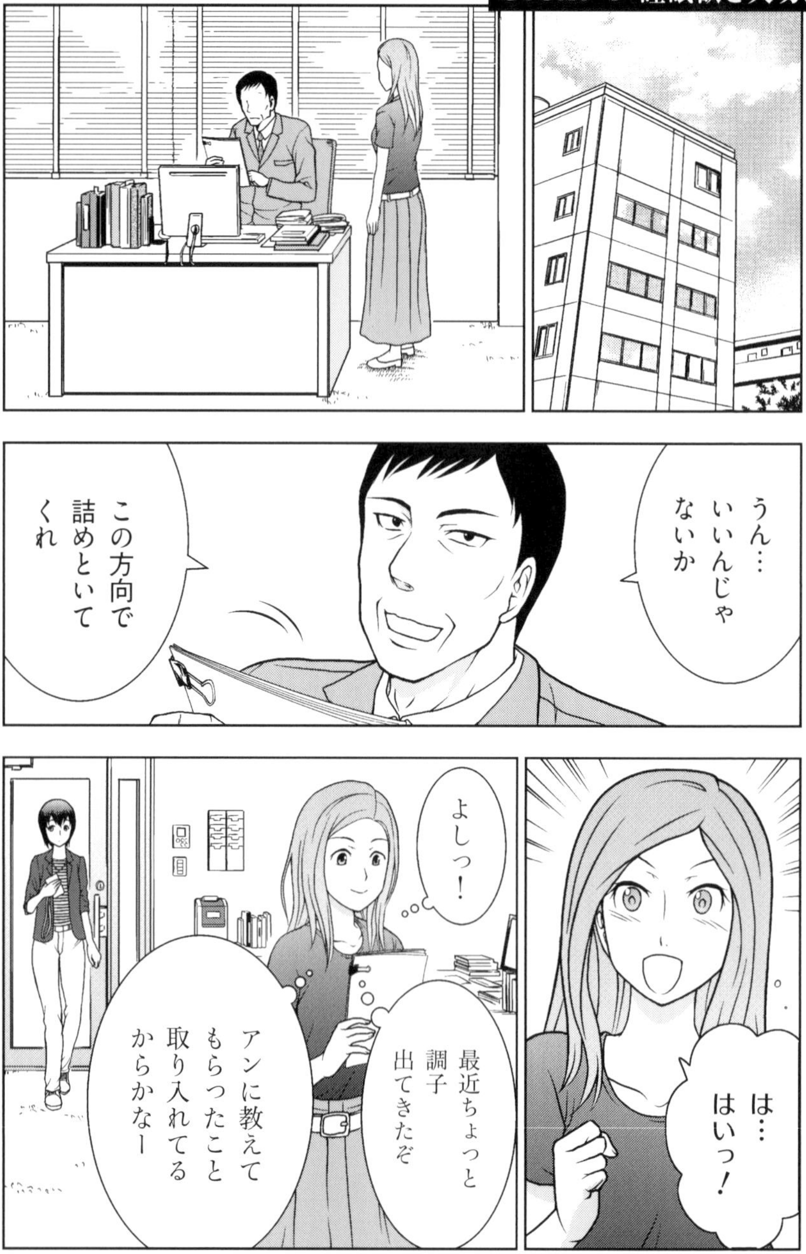

うん…いいんじゃないか
この方向で詰めといてくれ
は…はいっ！
よしっ！
最近ちょっと調子出てきたぞ
アンに教えてもらったこと取り入れてるからかなー

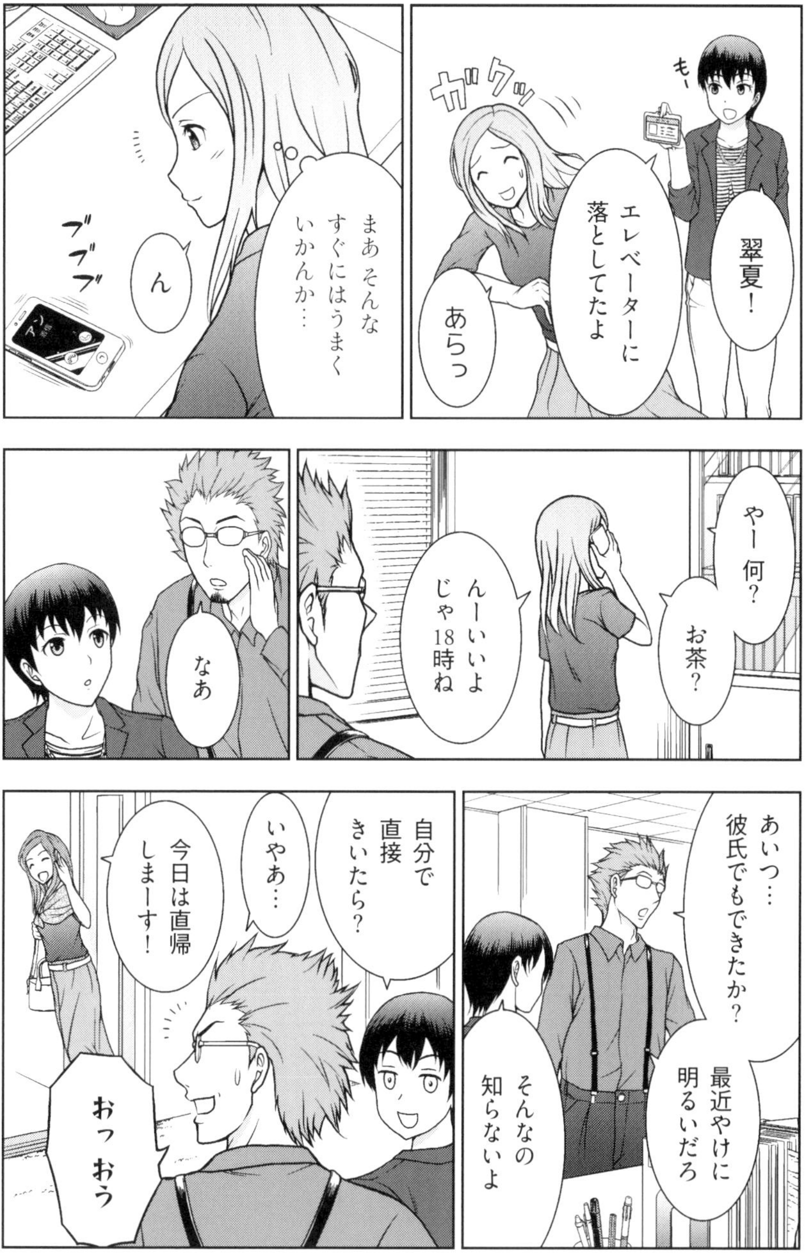
もー
翠夏!
エレベーターに落としてたよ
ガクッ
あらっ
まあそんなすぐにはうまくいかんか…
ブブブ
ん
やー何?
お茶?
んーいいよじゃ18時ね
なあ
あいつ…彼氏でもできたか?
最近やけに明るいだろ
そんなの知らないよ
自分で直接きいたら?
いやあ…
今日は直帰しまーす!
おっおう

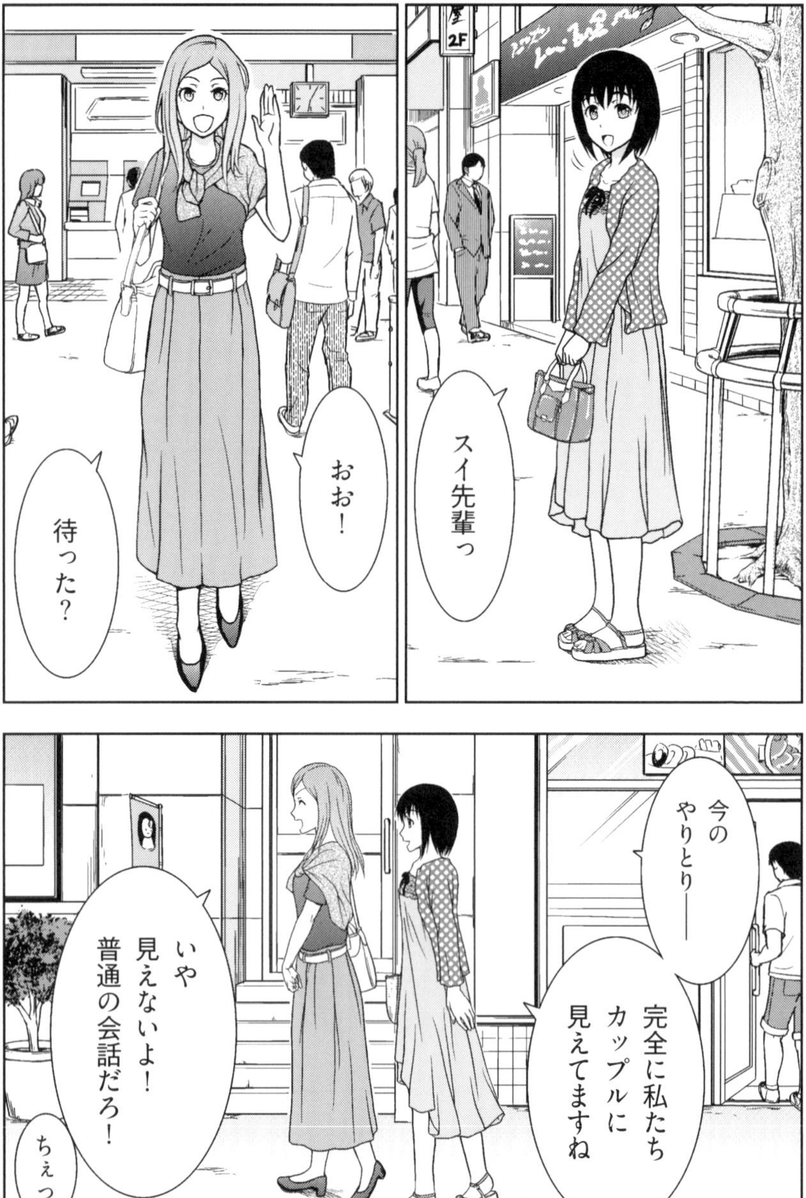
スイ先輩っ
おお!
待った?
今の やりとり――
完全に私たち カップルに 見えてますね
いや 見えないよ! 普通の会話だろ!
ちぇっ

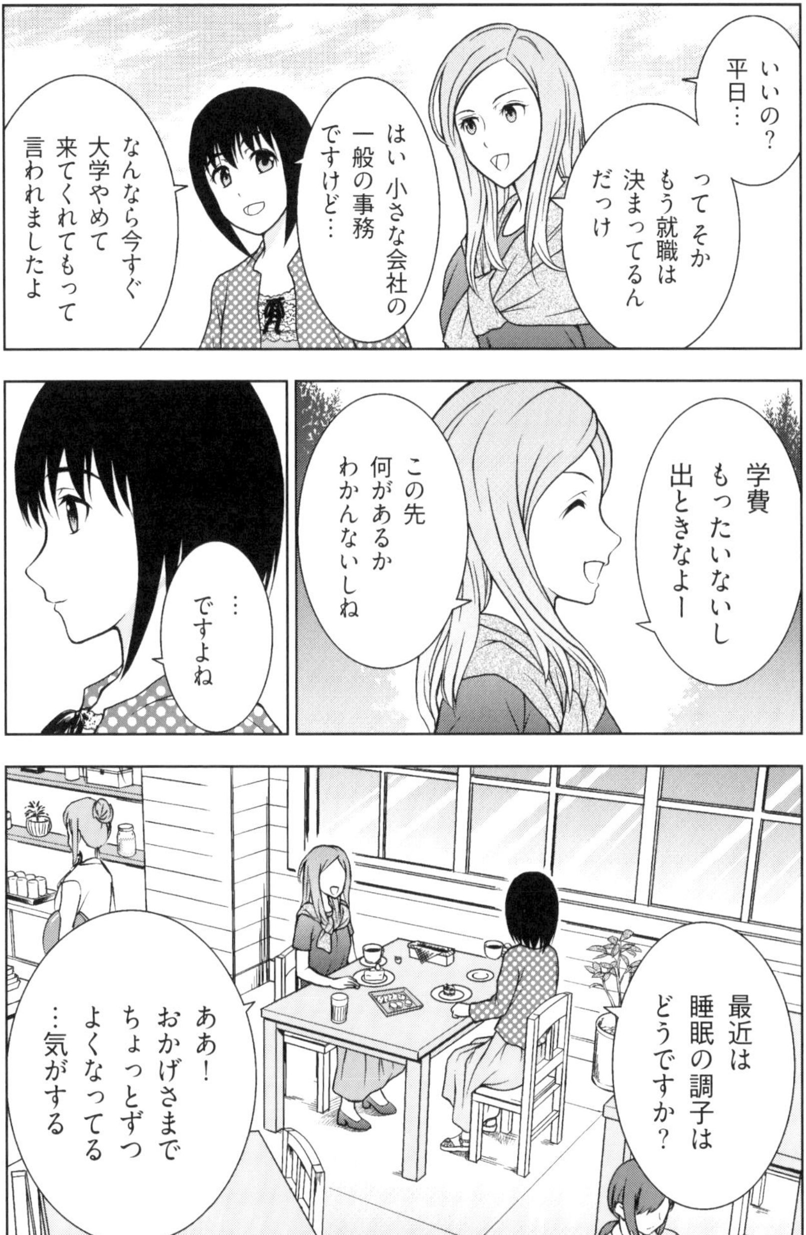

いいの？ 平日…
ってそか もう就職は 決まってるん だっけ
はい 小さな会社の 一般の事務 ですけど…
なんなら今すぐ 大学やめて 来てくれてもって 言われましたよ
学費 もったいないし 出ときなよー
この先 何があるか わかんないしね
… ですよね
最近は 睡眠の調子は どうですか？
ああ！ おかげさまで ちょっとずつ よくなってる …気がする

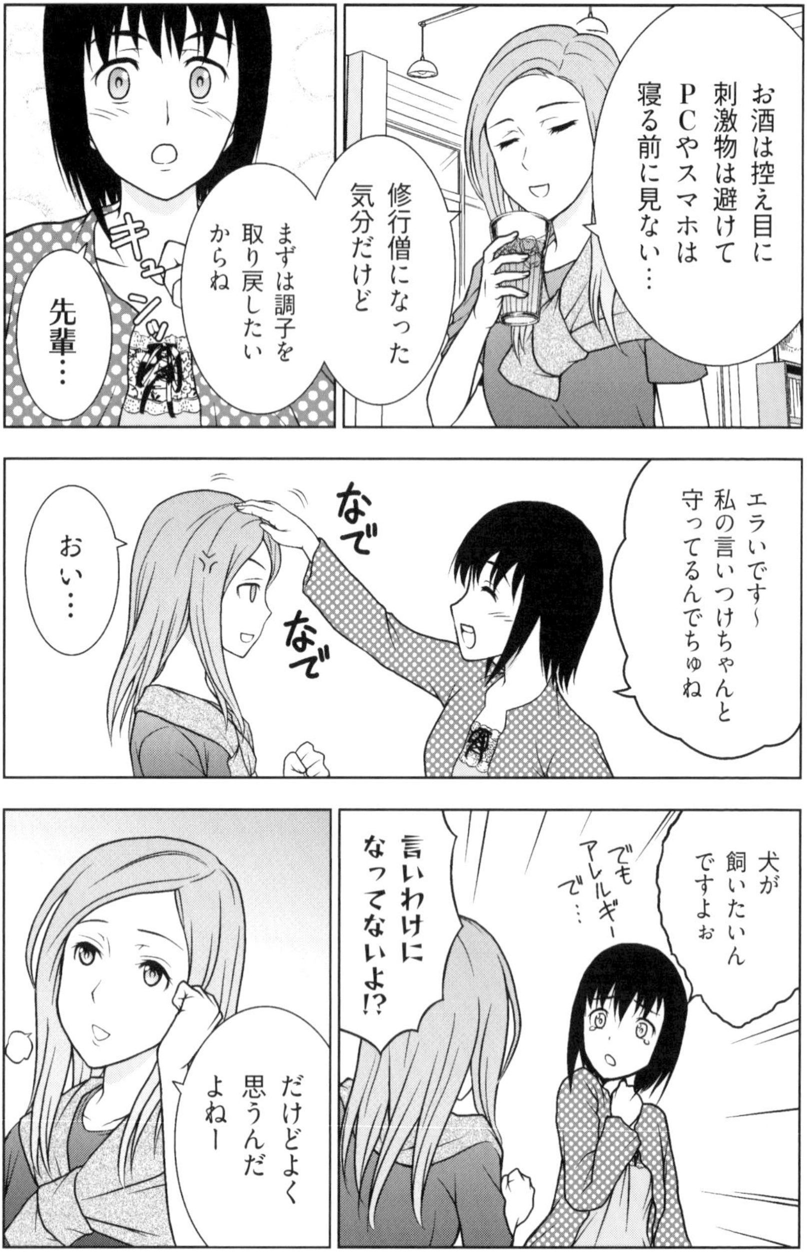
お酒は控え目に
刺激物は避けて
PCやスマホは
寝る前に見ない…
修行僧になった
気分だけど
まずは調子を
取り戻したい
からね
キュンッ
先輩…
エライです～
私の言いつけちゃんと
守ってるんでちゅね
なで
なで
おい…
犬が
飼いたいん
ですよぉ
でも
アレルギー
で…
言いわけに
なってないよ!?
だけどよく
思うんだ
よねー

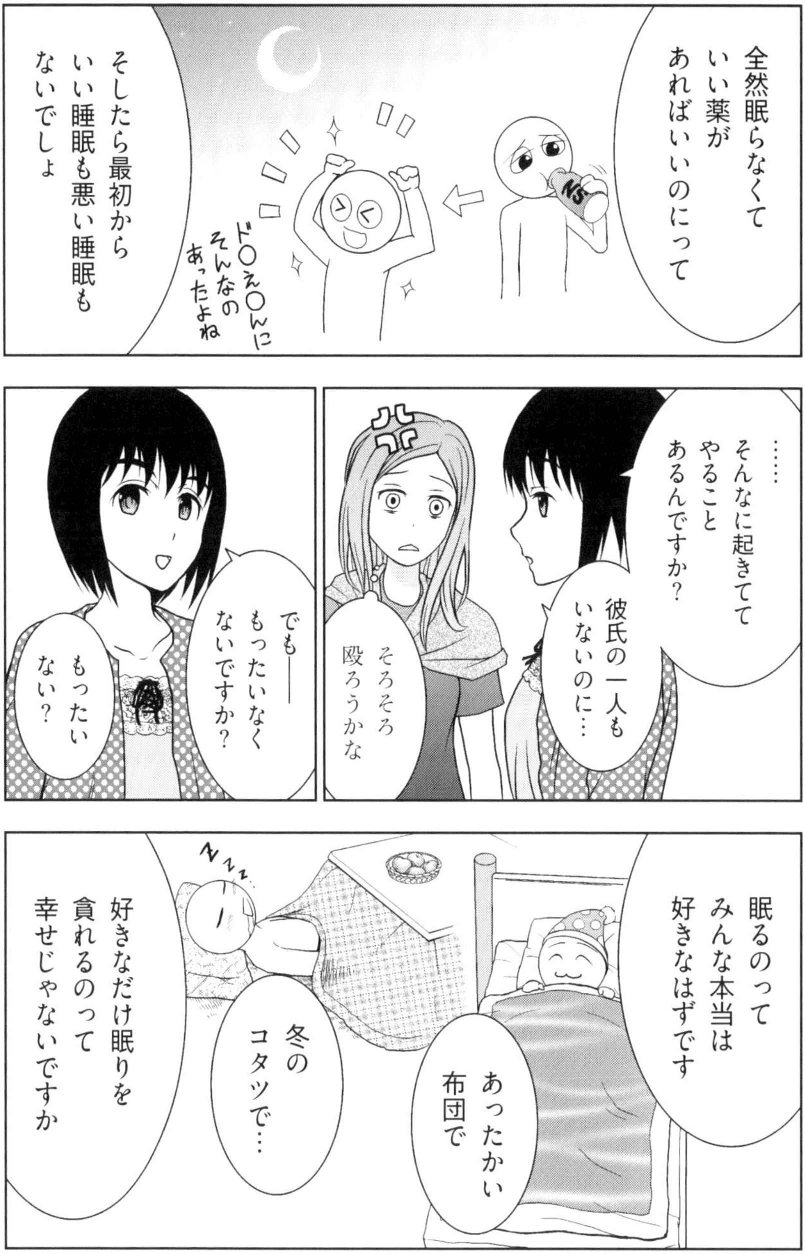
全然眠らなくて
いい薬が
あればいいのにって
ド○え○んに
そんなの
あったよね
そしたら最初から
いい睡眠も悪い睡眠も
ないでしょ
……
そんなに起きてて
やること
あるんですか？
彼氏の一人も
いないのに…
そろそろ
殴ろうかな
でも――
もったいなく
ないですか？
もったいない？
眠るのって
みんな本当は
好きなはずです
あったかい
布団で
冬の
コタツで…
好きなだけ眠りを
貪れるのって
幸せじゃないですか

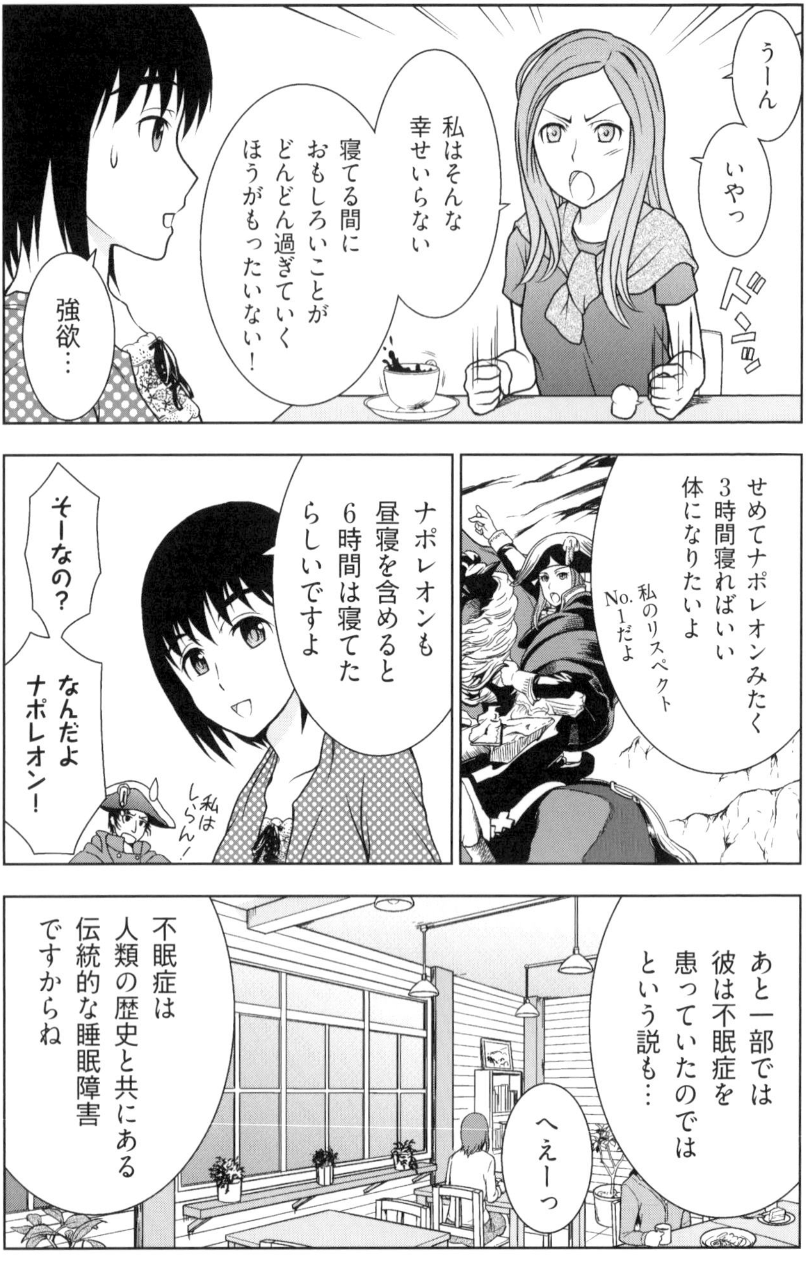

うーん
いやっ
ドンッ
私はそんな幸せいらない
寝てる間におもしろいことがどんどん過ぎていくほうがもったいない！
強欲…
せめてナポレオンみたく3時間寝ればいい体になりたいよ
私のリスペクトNo.1だよ
ナポレオンも昼寝を含めると6時間は寝てたらしいですよ
そーなの？
なんだよナポレオン！
私はしらん！
あと一部では彼は不眠症を患っていたのではという説も…
へえーっ
不眠症は人類の歴史と共にある伝統的な睡眠障害ですからね

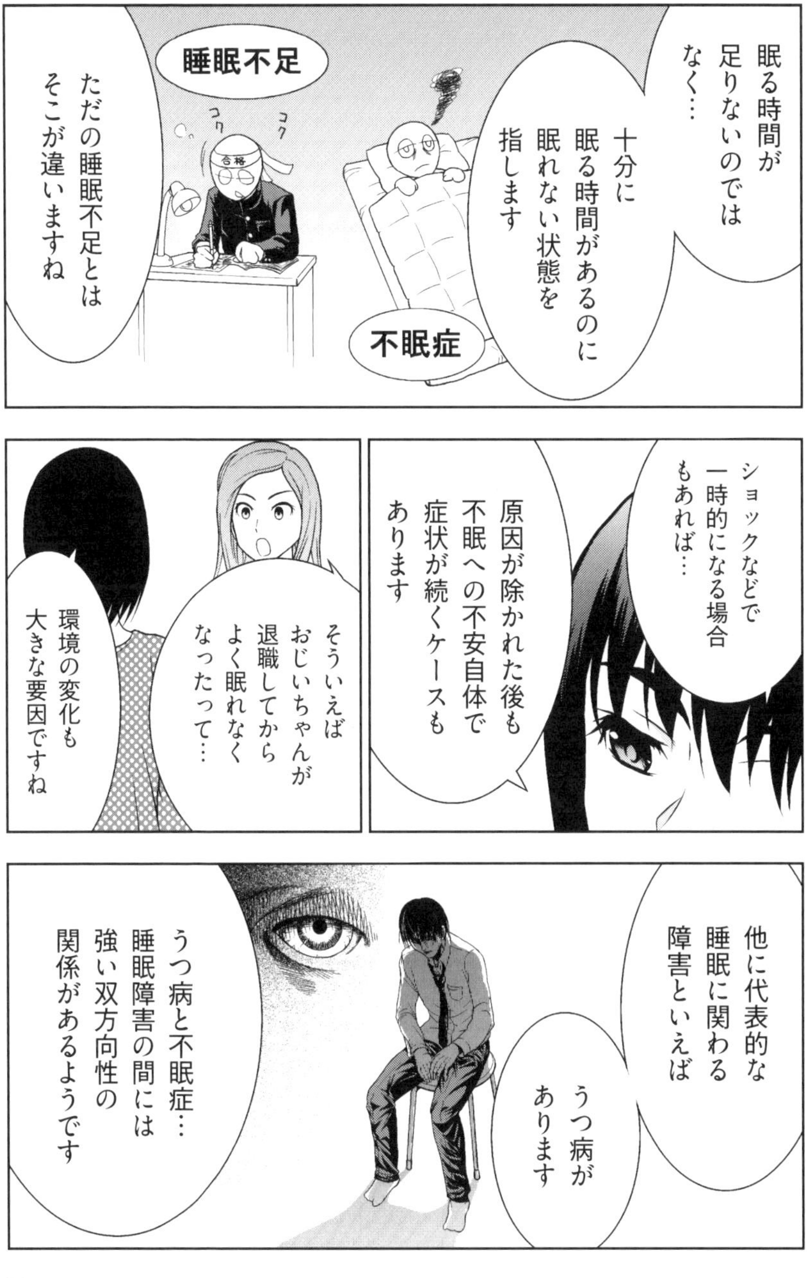
眠る時間が足りないのではなく…
十分に眠る時間があるのに眠れない状態を指します
不眠症
睡眠不足
コク
コク
合格
ただの睡眠不足とはそこが違いますね
ショックなどで一時的になる場合もあれば…
原因が除かれた後も不眠への不安自体で症状が続くケースもあります
そういえばおじいちゃんが退職してからよく眠れなくなったって…
環境の変化も大きな要因ですね
他に代表的な睡眠に関わる障害といえば
うつ病があります
うつ病と不眠症…睡眠障害の間には強い双方向性の関係があるようです

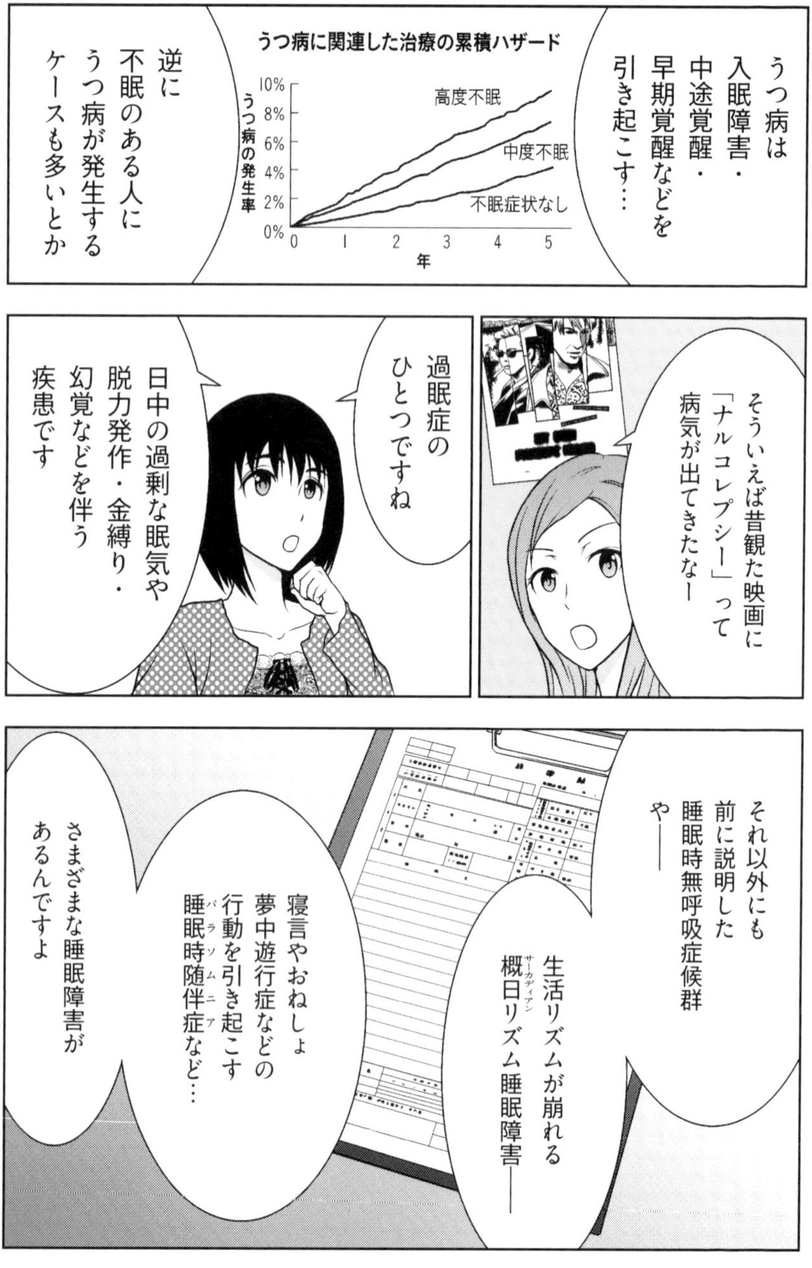

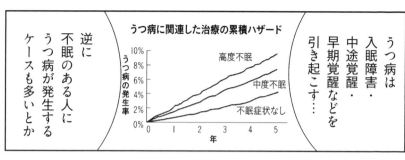

うつ病は入眠障害・中途覚醒・早期覚醒などを引き起こす…
うつ病に関連した治療の累積ハザード
うつ病の発生率
10% 8% 6% 4% 2% 0%
0 1 2 3 4 5
年
高度不眠
中度不眠
不眠症状なし
逆に不眠のある人にうつ病が発生するケースも多いとか
そういえば昔観た映画に「ナルコレプシー」って病気が出てきたなー
過眠症のひとつですね
日中の過剰な眠気や脱力発作・金縛り・幻覚などを伴う疾患です
それ以外にも前に説明した睡眠時無呼吸症候群や——
生活リズムが崩れる概日《サーカディアン》リズム睡眠障害——
寝言やおねしょ夢中遊行症などの行動を引き起こす睡眠時随伴症《パラソムニア》など…
さまざまな睡眠障害があるんですよ

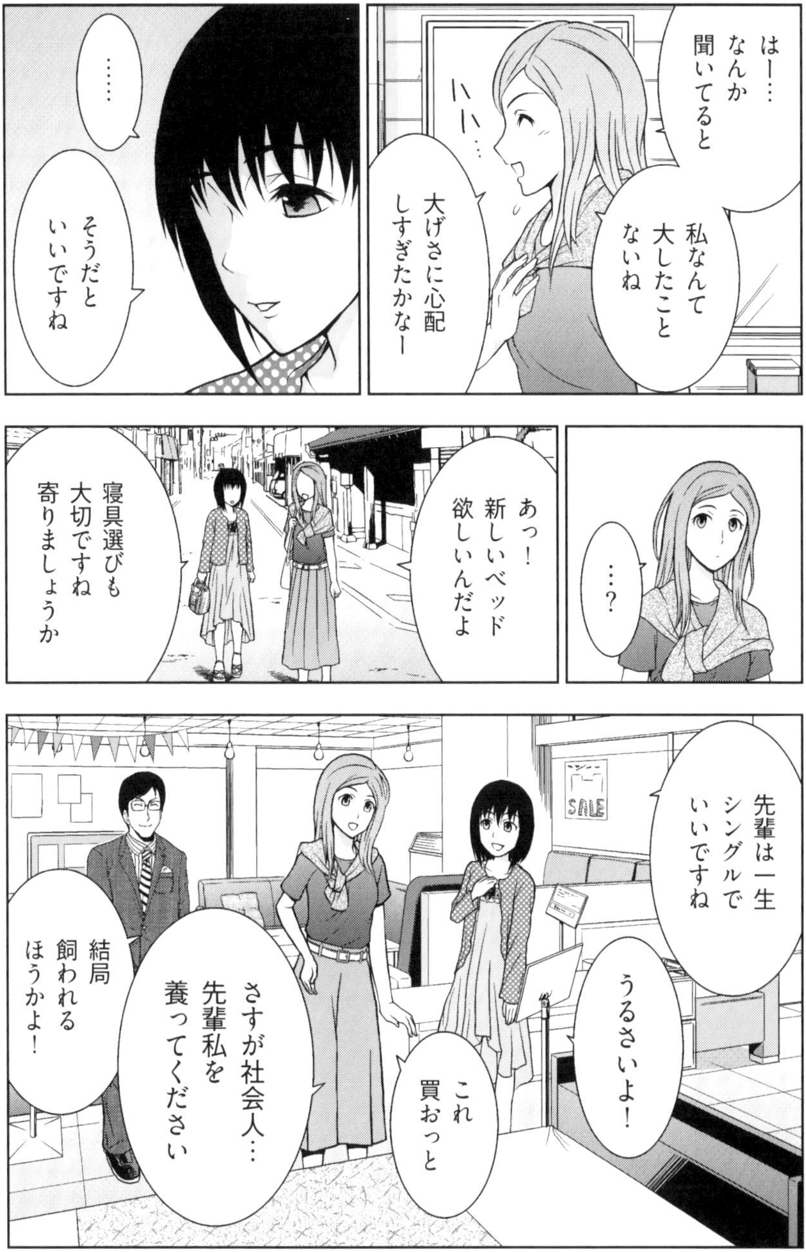
はー…なんか聞いてると
私なんて大したことないね
ハハ…
大げさに心配しすぎたかなー
……
そうだといいですね
…？
あっ！新しいベッド欲しいんだよ
寝具選びも大切ですね寄りましょうか
先輩は一生シングルでいいですね
うるさいよ！
これ買おっと
さすが社会人…先輩私を養ってください
結局飼われるほうかよ！
SALE

Lecture 9

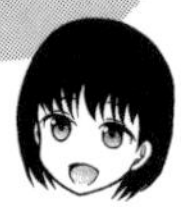

寝不足はデブ要素をとにかく増やす

▼食いしん坊ホルモンが出る

睡眠時間が足りないと「レプチン」という食欲抑制ホルモンが抑えられ、「グレリン」という食欲亢進ホルモンが分泌されます。残業中や深夜に眠れずにいるとき、無性に何かを食べたくなってしまうのにも理由があるんですね。でもこれは、いわば見せかけの空腹感。**脳は眠気によって覚醒レベルが低下すると、実際には空腹でもないのにエネルギー不足だと判断してしまうんです。**その感覚に騙されて食べすぎてしまうと、食べたものは消費されず、脂肪として蓄積されます。結果として体重が増えてしまうわけです。

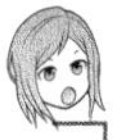

「**げげ…夜食は控えめにしよう…。ん？　じゃあたくさん寝る分には太らないの？**」

いいえ、寝不足でも寝すぎでも、肥満の指標であるＢＭＩが高くなるんです。アメリカのウィスコンシン州で行われた「ウィスコンシン睡眠コホート研究」によれば、最も肥満リスクが低くなるのは、7〜8時間睡眠をとっている人という結果が出ています。

▼生き死にとも関わる睡眠

標準体重よりも太ってしまうと、当然ながら生活習慣病のリスクも高くなります。

・不眠症状のある人は、ない人に比べて糖尿病になるリスクが1・5〜2倍高くなる
・睡眠時間が5時間以下の人は、5時間以上寝ている人よりも高血圧になるリスクが2・1倍高くなる

などの研究結果も報告されています。安易に睡眠時間を削るのはやめましょう。

睡眠時間と肥満度の関係

睡眠時間が長くても短くても、BMI（肥満度を表す指標）は上昇。極端な短時間・長時間睡眠は肥満リスクを高める。

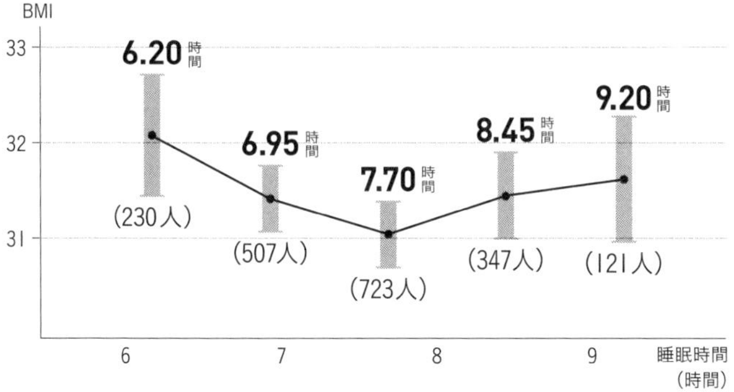

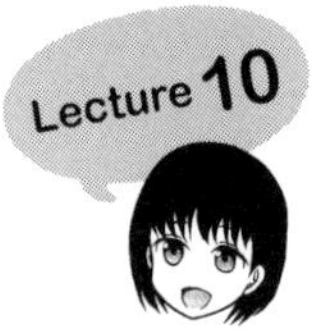

安眠できる寝具選びのポイント

▼着目すべきは「寝返り」と「布団の中の温度・湿度」

寝具は安眠をサポートしてくれるもの。侮ってはいけません。スイ先輩のように床で寝るなんてもってのほかです。

選ぶ基準は、**①スムーズな寝返りが打てる適度な支えがあるか、②掛け寝具を含めたいわゆる布団の中の温度・湿度の状態が適切か、という2点。**

①のポイントは、体の動きを制限しないこと。私たちの体は就寝中に約20~30回の寝返りを打っています。その動きが妨げられ長時間同じ姿勢でいると、血流が滞る、体温調節がうまくいかなくなるなどの弊害が起きてしまいます。

②は睡眠中の「寝床《しんしょう》内《ない》気候《きこう》」（布団の中の温湿度）を適切に保つことを意味します。私た

ちの体は眠っている間、代謝を下げて脳や体を休めようと、体の表面から放熱し、汗をかきます。**放湿性の低い敷き寝具を使うと、汗が吸収されず、体温調節がうまくできなくなる可能性があります。**吸湿性が高く、肌触りのいいパジャマを着た上で、ちょうどいい温度と湿度を保てる寝具を選ぶことが大切です。

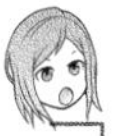

「寝具って大事なのね…悔い改めます。」

ただ、季節や環境によって温度や湿度が大きく変わることや、個々人の合う、合わないという個人差もあるので、基本的には寝具の固さや素材に「これ」という最適解はない、というのが正直なところです。

暑さ寒さに負けない安眠環境のつくり方

冬	**・掛け寝具の重ねすぎに注意** 実は掛けているものだけで寒さに対処するのは難しい。しかも、枚数の重みで寝返りが打ちにくいというデメリットも。 **・毛布は重ねるより、シーツの上に敷こう** 熱は下に逃げていくもの。毛布は、下に敷いてその熱をつかまえたほうが効果的に保温力を高められる。 **・エアコンで室温を上げて寝具の枚数を減らすのも手** 冬は室温約16～19℃が快眠に望ましい。湿度は年間通じて50%前後がベスト。冬は乾燥しやすいので、湿度の確保にも気をつけたい。
夏	**・夏は「ちょうどいい温度・湿度」で過ごすこと自体が難しい季節** 昔はエアコンを使わない、あるいはタイマーを使うのがよいとされていたが、近年の気候を考えると無理は禁物。 **・高めの温度設定でエアコンをつけっぱなしに** 熱帯夜で寝不足になってしまうくらいなら、高めの設定温度でつけっぱなしにしたほうがいいケースも。 **・パジャマで工夫を** 冷えが心配という人は、夏用の長袖パジャマを用意するのがおすすめ。

Column 4

枕や寝間着にもこだわりを

枕も固さや素材などの合う、合わないは人それぞれ。ただ、寝返りを打って横向きや仰向けになると、敷き寝具と頭の間にすき間ができます。そのすき間を枕で埋めないと、首に大きな負担がかかったり、血流が頭部に偏ったりするので注意が必要です。枕を使わなかったり、重ねた薄いタオルなどを使ったりするのは、睡眠中の寝返りで横向きになったときに、すき間を埋められないのでおすすめできません。

寝間着は専用のパジャマを着るのがおすすめです。いつも部屋着のまま寝る人を対象にした実験で、パジャマを着てもらうと寝つくまでの時間が短くなったという結果もあります。冬に部屋着として、保温性の高いフリース素材のパーカーなどを着てそのまま寝る人もいると思いますが、保温性が高く放湿性が低い素材だと、寝つきが悪くなったり、放熱のための発汗で蒸れて、逆に体を冷やしてしまうこともあります。

そしてパジャマには、着心地や保温性能に優れていることに加え、もう一つ大きなメリットが。「パジャマを着る」という行動自体に、「自分はこれから寝るんだ」というサインを自分に出す効果があるのです。こうした、いつも寝る前にする習慣のことを「入眠儀式」といい、それをすることで寝るモードにスイッチを入れることができます。65ページでも触れているとおり、入眠儀式には様々ありますが、パジャマに着替えるというのは一番身近でわかりやすい例かもしれませんね。

Chapter 5

ほどよい疲れが快眠の源

スポーツと睡眠の深イイ関係

STORY 5　テニスで快眠♪

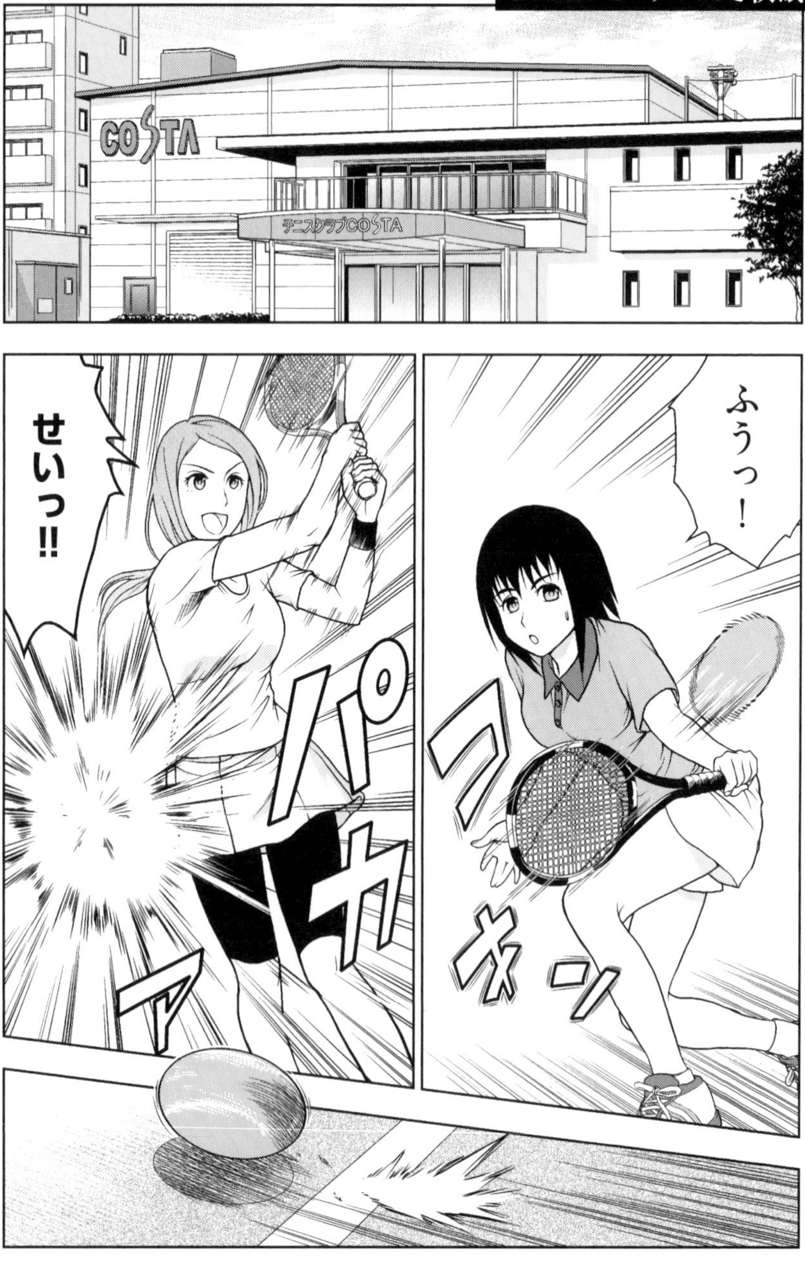

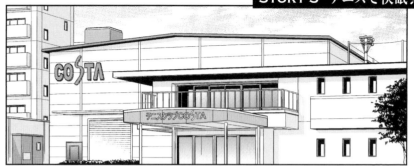

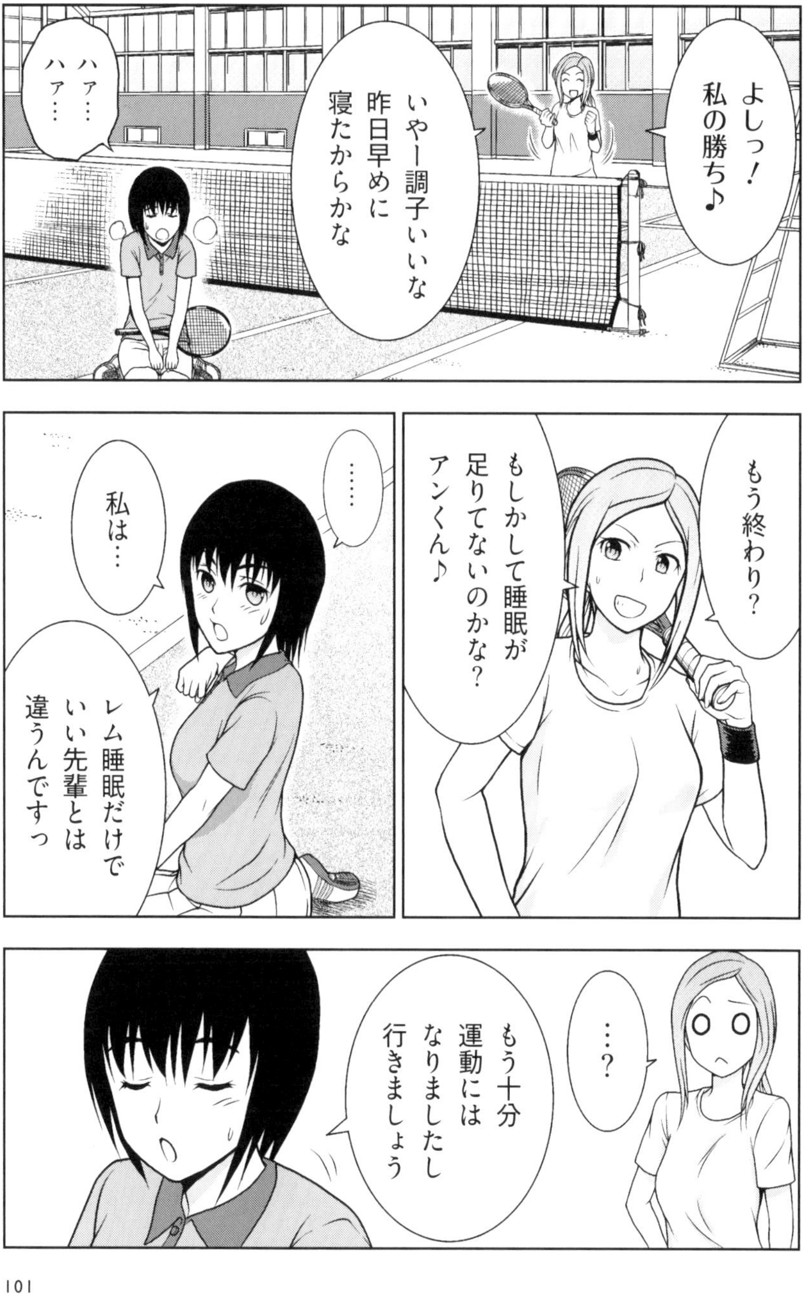
よしっ！私の勝ち♪
いやー調子いいな昨日早めに寝たからかな
ハア…ハア…
もう終わり？
もしかして睡眠が足りてないのかな？アンくん♪
……
私は…
レム睡眠だけでいい先輩とは違うんですっ
…？
もう十分運動にはなりましたし行きましょう

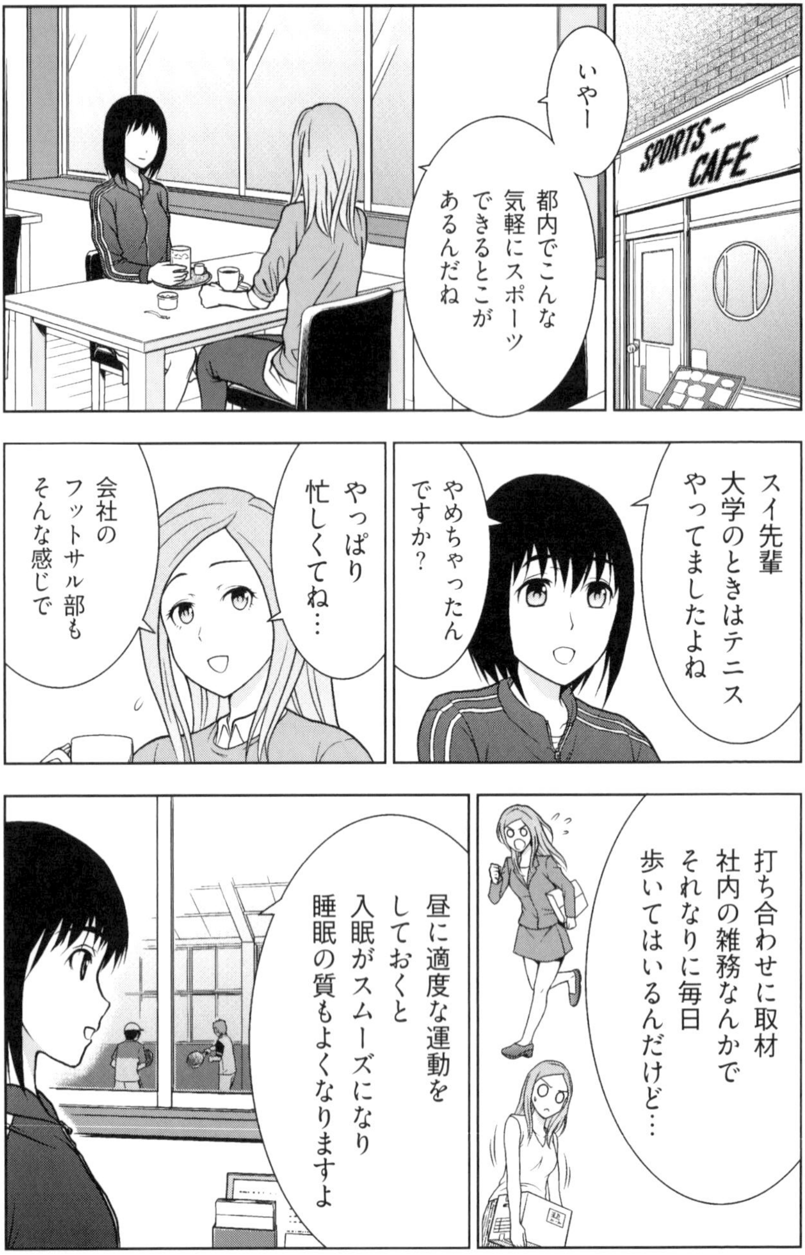
SPORTS-CAFE
いやー
都内でこんな気軽にスポーツできるとこがあるんだね
スイ先輩大学のときはテニスやってましたよね
やめちゃったんですか?
やっぱり忙しくてね…
会社のフットサル部もそんな感じで
打ち合わせに取材社内の雑務なんかでそれなりに毎日歩いてはいるんだけど…
昼に適度な運動をしておくと入眠がスムーズになり睡眠の質もよくなりますよ

睡眠時間の延長による競技能力の向上

測定項目	普段の睡眠	睡眠延長
282 フィートダッシュ	16.2 回	15.5 秒
フリースロー（10 回中）	7.9 回	8.8 回
スリーポイントシュート（15 回中）	10.2 回	11.6 回
練習中のやる気（10 点満点）	6.9	8.8
試合中のやる気（10 点満点）	7.8	8.8

逆に よく眠ることで スポーツの成績も よくなるという データもあります

ふーん

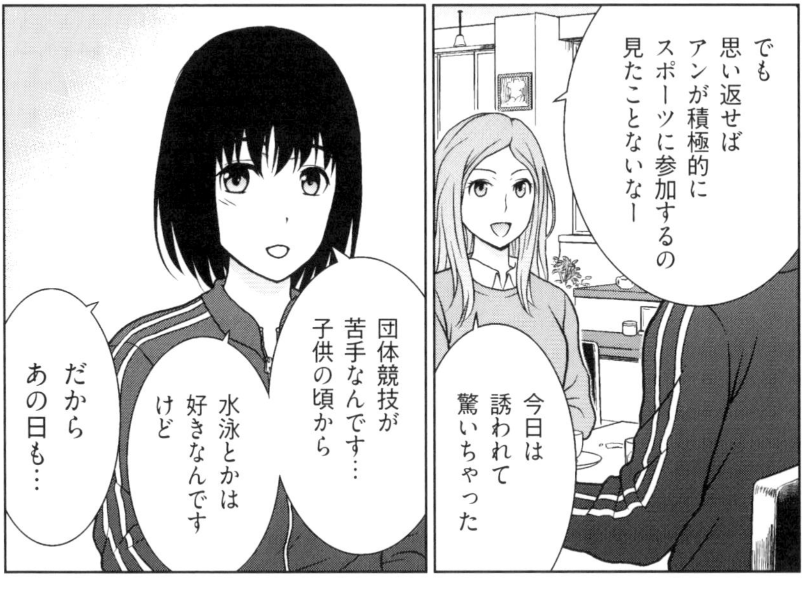
でも 思い返せば アンが積極的に スポーツに参加するの 見たことないなー
今日は 誘われて 驚いちゃった
団体競技が 苦手なんです… 子供の頃から
水泳とかは 好きなんです けど
だから あの日も…

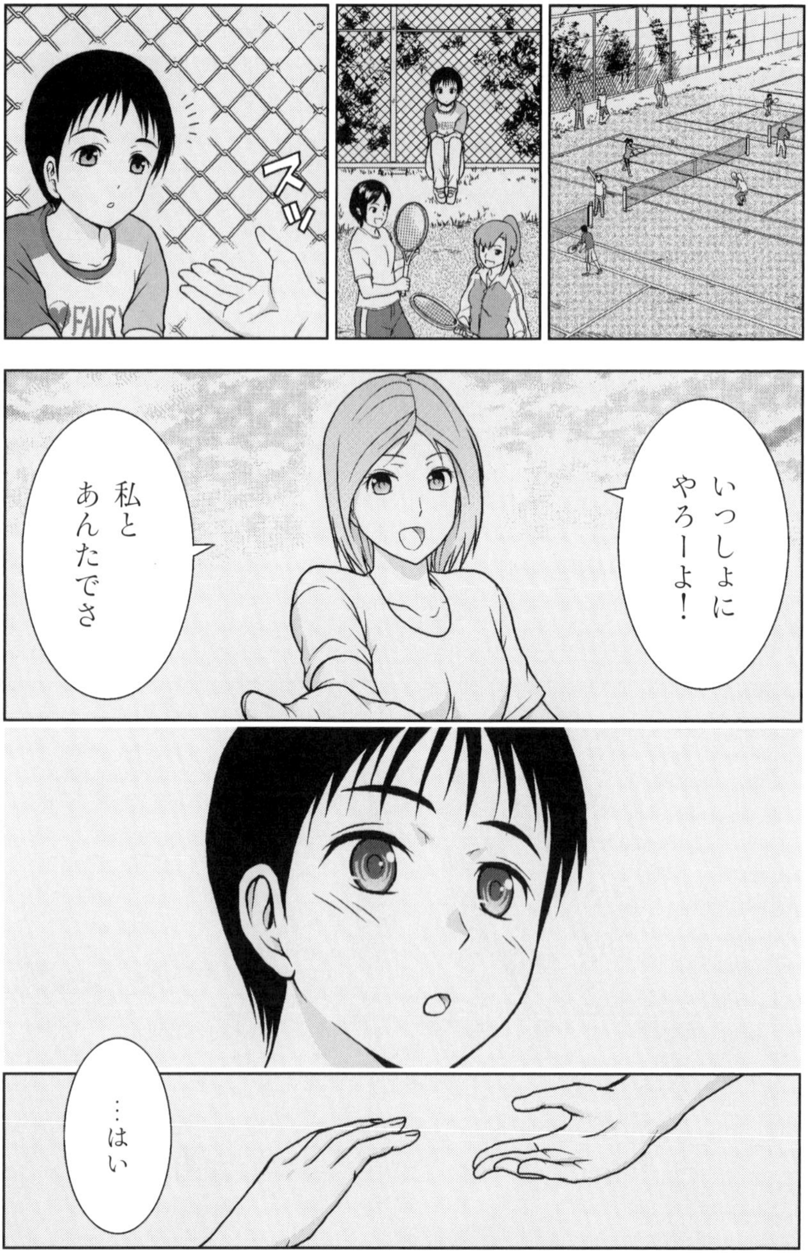
スッ
いっしょにやろーよ!
私とあんたでさ
…はい

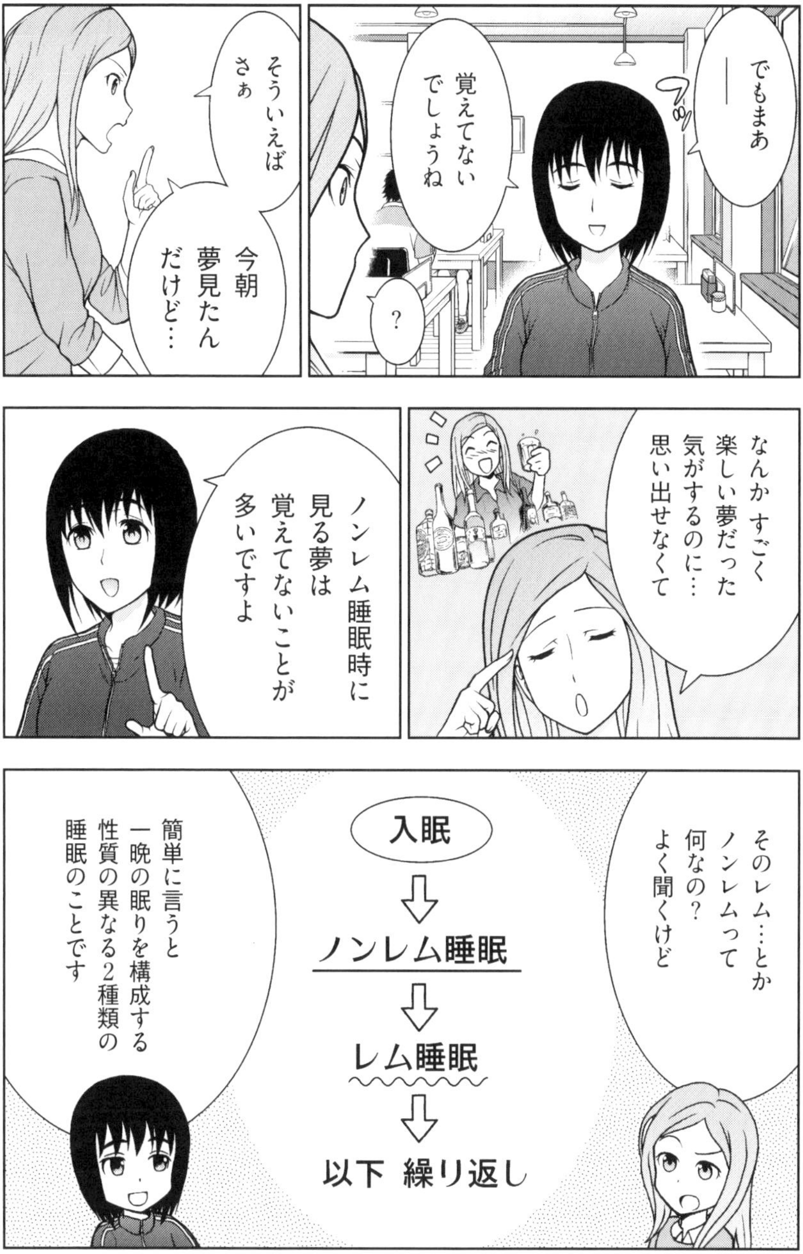

でもまあ
ーー
フゥ
覚えてないでしょうね
?
そういえばさぁ
今朝夢見たんだけど…
なんかすごく楽しい夢だった気がするのに…思い出せなくて
ノンレム睡眠時に見る夢は覚えてないことが多いですよ
そのレム…とかノンレムって何なの? よく聞くけど
入眠
ノンレム睡眠
レム睡眠
以下 繰り返し
簡単に言うと一晩の眠りを構成する性質の異なる2種類の睡眠のことです

レム睡眠とノンレム睡眠の特徴

	レム睡眠	ノンレム睡眠
脳波	活発に活動	休息状態。1～4まで深さに段階
身体	骨格筋が完全にゆるんでいる	寝返りなどの動きがある程度。
自律神経系	交感神経と副交感神経が交互に活発化した状態。心拍数や呼吸数も増加	副交感神経が優位で心拍数も低下
夢	交感神経と副交感神経が交互に活発化した状態。心拍数や呼吸数も増加	見ることはあるが少ない。内容も平板で単純

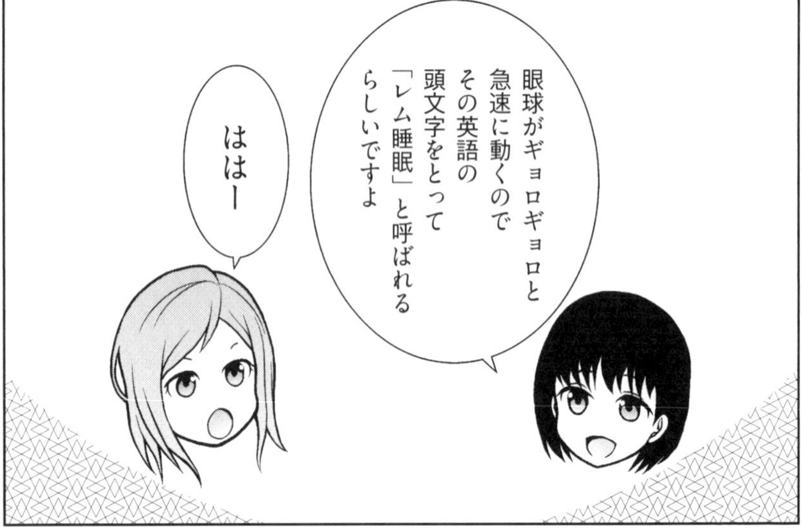
眼球がギョロギョロと急速に動くのでその英語の頭文字をとって「レム睡眠」と呼ばれるらしいですよ
ははー

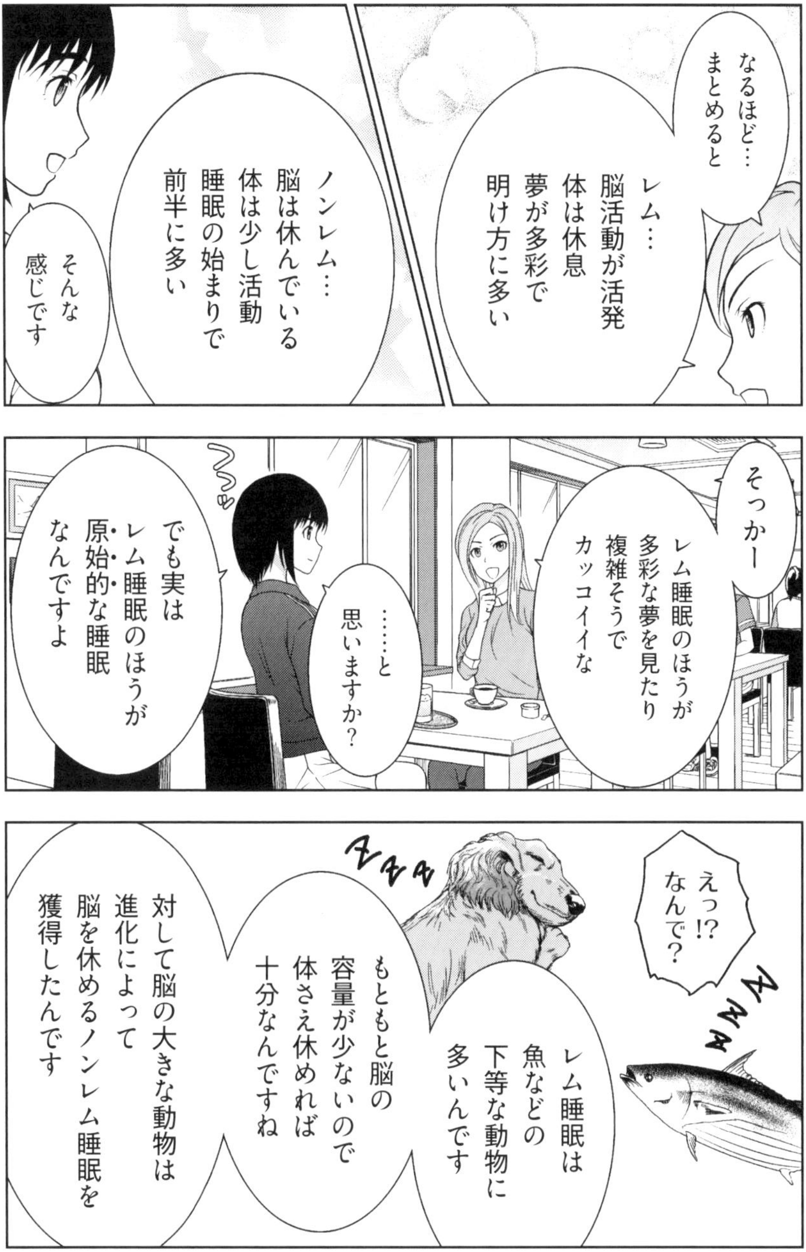
なるほど…まとめると
レム…脳活動が活発 体は休息 夢が多彩で 明け方に多い
ノンレム…脳は休んでいる 体は少し活動 睡眠の始まりで 前半に多い
そんな感じです
そっかー
レム睡眠のほうが 多彩な夢を見たり 複雑そうで カッコイイな
……と思いますか？
でも実は レム睡眠のほうが 原始的な睡眠 なんですよ
えっ⁉ なんで？
ZZZ
レム睡眠は 魚などの 下等な動物に 多いんです
もともと脳の 容量が少ないので 体さえ休めれば 十分なんですね
ZZZ
対して脳の大きな動物は 進化によって 脳を休めるノンレム睡眠を 獲得したんです

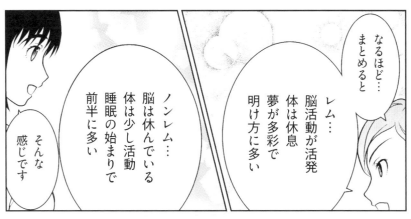

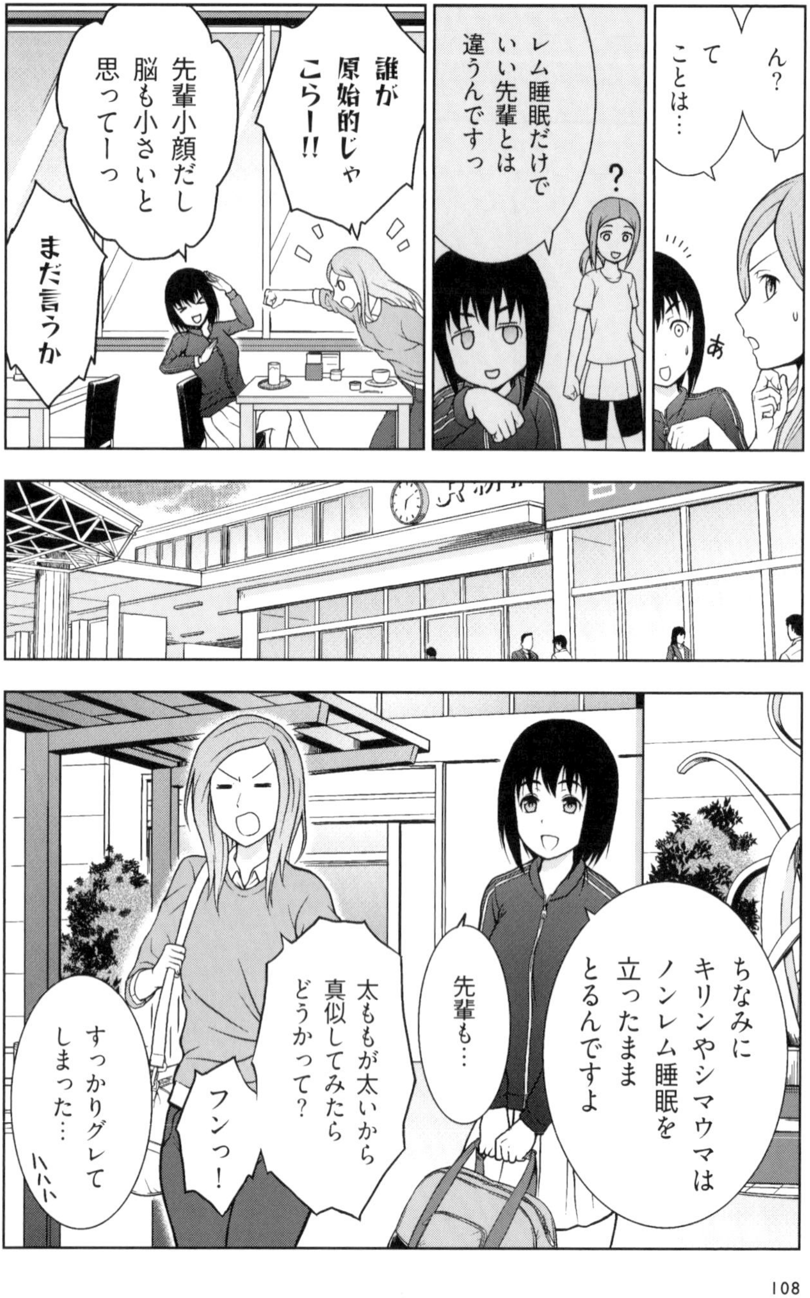

ん？
てことは…
レム睡眠だけでいい先輩とは違うんですっ
？
誰が原始的じゃこらー!!
先輩小顔だし脳も小さいと思ってーっ
まだ言うか
ちなみにキリンやシマウマはノンレム睡眠を立ったままとるんですよ
先輩も…
太ももが太いから真似してみたらどうかって？
フンっ！
すっかりグレてしまった…

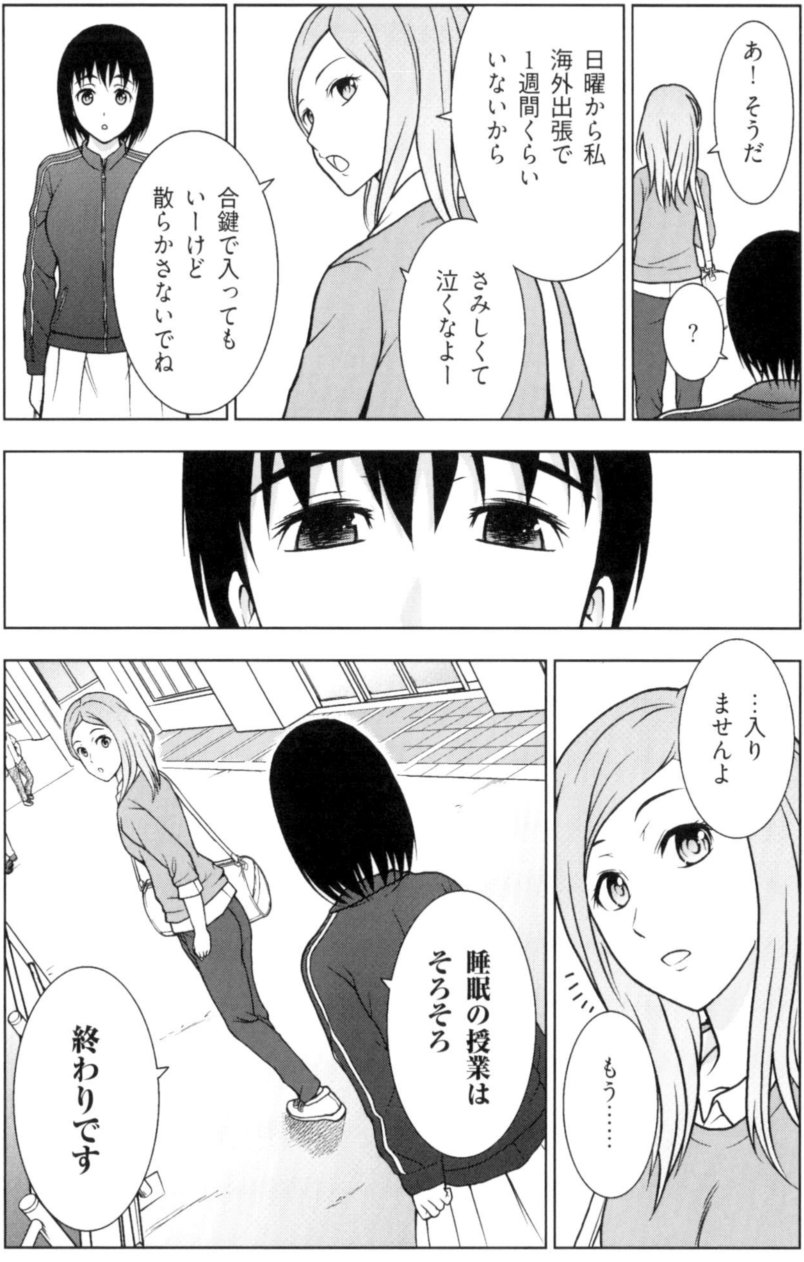
あ！ そうだ
？
日曜から私
海外出張で
1週間くらい
いないから
さみしくて
泣くなよー
合鍵で入っても
いーけど
散らかさないでね
…入り
ませんよ
もう……
睡眠の授業は
そろそろ
終わりです

Lecture 11

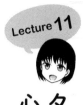

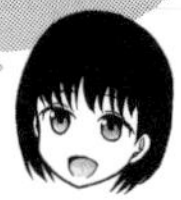

夕方30分のジョギングで心地よい眠りと目覚めを手に入れる

▼脳だけが疲れているとうまく眠れない

良質な睡眠は、脳と体がほどよく疲れていてこそとれるものです。ところが現代は「動かない生活」を送っている人がほとんど。通勤は電車か車、職場でも階段は基本使わない。仕事はデスクワークが中心という生活では、「脳は疲れているのに体は疲れていない」というアンバランスな状態に陥り、睡眠の質が落ちてしまいます。ではどうすべきかというと…

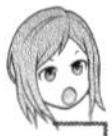

「運動で体を疲れさせるとか？ 私最近、週末がっつりフットサルしてる♪」

スイ先輩ご名答！ でも「週末だけがっつり」というのはどうでしょうか。運動の機会をつくること自体はいいのですが、激しすぎる運動は睡眠には逆効果です。一度にどかんと激しい運動をするより、適度な運動を習慣的に行うほうが、入眠しやすく目覚めもスッキリします。

▼いかにして体を疲れさせるか

睡眠の質を上げる運動としておすすめなのは、ジョギングやウォーキング、ヨガ、水泳などの有酸素運動。比較的ゆったりしたペースで続けられるので、心地よい疲労感を得ることができます。**時間は1回につき30分～1時間程度を目安に。**

仕事帰りにやるのであれば、夕方の早い段階、目安としては寝る3時間前までには終わらせるようにしましょう。この時間帯に適度な運動を取り入れると、入浴と同じように、ちょうど寝る頃に体温が下がり入眠しやすくなるのです。

逆に寝る直前など、あまり遅い時間帯に激しい運動をしてしまうと、交感神経が優位になって入眠を妨げてしまいますから、注意が必要です。

平日は忙しくてなかなか運動できないという場合は、寝る前にストレッチするだけでも違いますよ。筋肉のこわばりをほぐすことで全身の血流がよくなって、疲れがとれやすくなります。体も温まるので、より入眠しやすくなるんです。リラックス効果もありますし、何より手軽！　いいことづくめですね。

Lecture 12

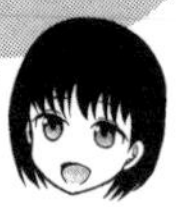

気持ちよく目覚められるタイミング

▼「睡眠時間は90分の倍数がよい」とは限らない

ノンレム睡眠とレム睡眠は90分サイクル。レム睡眠のときに目覚めのタイミングを合わせると目覚めやすいから、アラームをセットするときには90分の倍数で考えるとよい。そんな話を聞いたことがないでしょうか。この考え方に従うと、22時に寝て6時に起きたい場合、むしろアラームは5時半にセットしたほうがよいということになります。目覚めやすい理屈としては正解なのですが、90分という間隔には個人差があり、眠りについてから6時間、ないしは7時間半後に気持ちよく起きられる人もいれば、そうでない人もいます。

人間のノンレム睡眠〜レム睡眠の1セットの長さは、80分から110分ほど。90分という数字は、その平均的な数値でしかありません。さらに一晩の中でも、1セットの中のノンレム睡眠やレム睡眠の長さ、その間隔は一定ではなく、おまけに毎日変動します。

それに、そもそも布団に入って、すぐに眠れるとも限りませんよね。つまり、起きやすいタイミングを前の晩に正確に予測することは難しいので、90分の倍数を意識して目覚ましを合わせても意味がないんです。

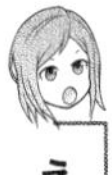

「え、じゃあ結局、どのタイミングでアラームかければいいの？」

▼睡眠周期に縛られず自分の眠りを見極める

周期を気にして無理に模索しようとするより、自分が起きたいタイミングでアラームをセットするほうが大切です。そして、6時にアラームをかけていたのに5時半に目を覚ましてしまった、というように、予定時刻より早く目覚めてしまった場合には、二度寝せず、そのまま起きてしまうこと。二度寝が心配なら、カーテンを開けて寝る、水を枕元に置いておく、目覚めたら布団の中で体を動かす、といった工夫で脳と体の覚醒を促しましょう。

やはり周期が気になるという人は、スマホアプリを活用してみるものいいでしょう。なかには、朝、眠りが浅くなったタイミングで目覚ましアラームが鳴るという優れものもあります。

Column 5

「睡眠のゴールデンタイム」は事実無根

睡眠に関する知識でよく誤解されているのが、「睡眠のゴールデンタイム」の話。言葉は聞いたことがなくても、夜10時～深夜2時の間に成長ホルモンが多く分泌されるので、その時間に寝たほうがいい。そんな話を聞いたことがありませんか？

もしも、このゴールデンタイムを気にしながら、いつも帰宅が遅くなってしまう人や、そもそもその時間に活動している夜勤の人がいたら、安心してください。もう心配はいりません。

成長ホルモンは、入眠して最初に深い眠りについたとき、最も集中的に分泌されます。

成長ホルモンが睡眠中に分泌されること、成長ホルモンが発育や健康、美容に大きな効果を発揮することは事実ですが、成長ホルモンが分泌されるタイミングに決まった時間帯はありません。

ただし、これは裏を返せば「深い眠りにつくことができないと、成長ホルモンが分泌されない」ということでもあります。

たとえば、仕事が午前９時から始まる人が深夜２時以降に寝る、というのは睡眠の質と量を考えると少し不安もあります。

なので、「結果的に成長ホルモンが分泌される状態で眠れるように、早めの時間に寝たほうがいい」という認識は持っていても損はないと思いますが、その時間帯に寝なければいけない、ということはありません。

当たり前の話かもしれませんが、何より重要なのは、よりよい睡眠を実現することなんですね。

Chapter 6

超多忙・不規則生活でも睡眠の質を保つ方法

緊急時のお助け快眠術

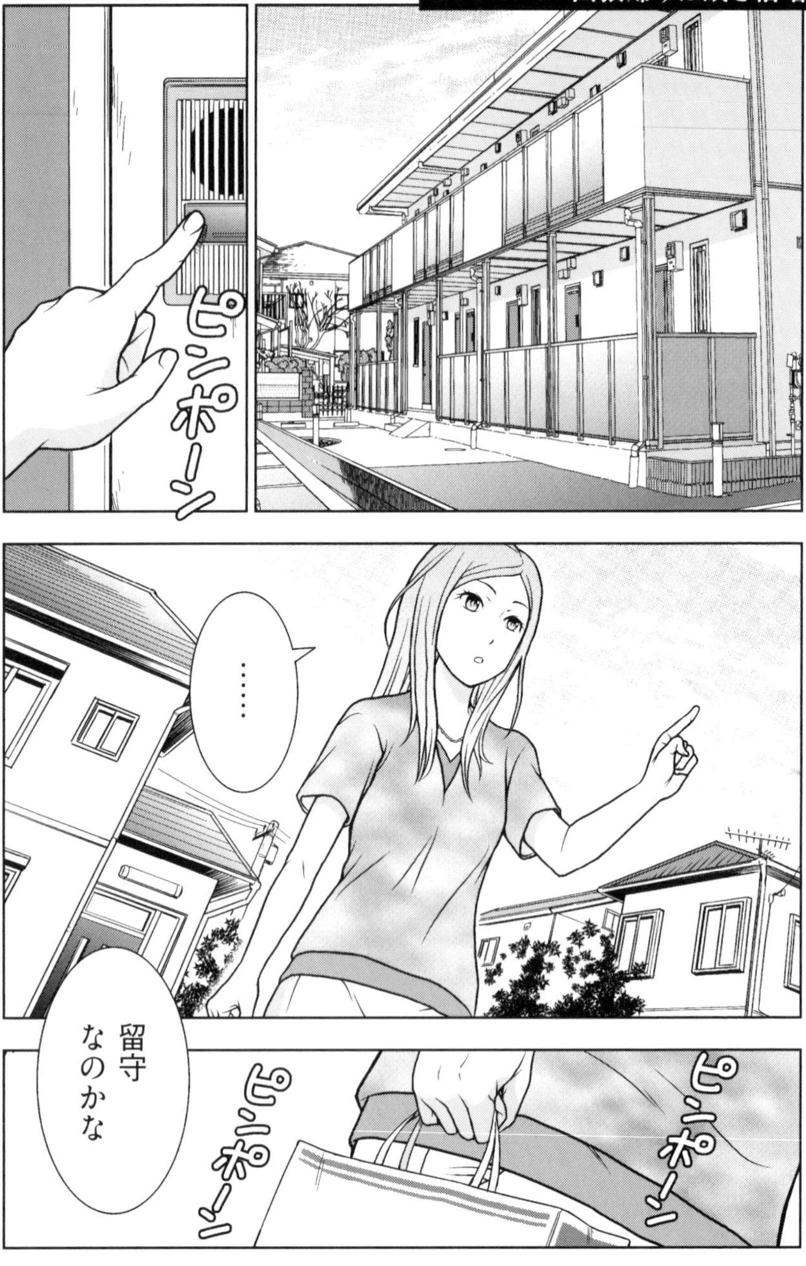
ピンポーン
……
留守なのかな
ピンポーン
ピンポーン

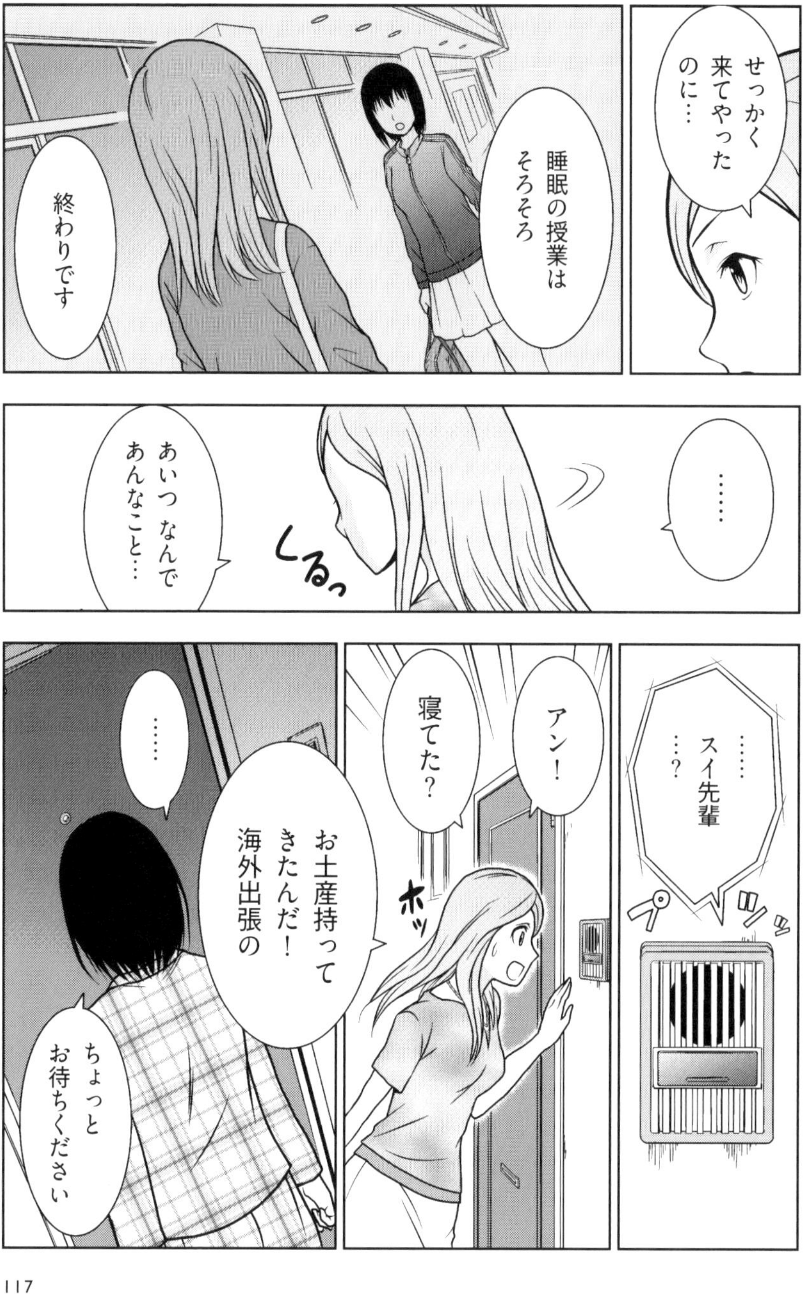

せっかく来てやったのに…
睡眠の授業はそろそろ
終わりです
………
くるっ
あいつなんであんなこと…
……スイ先輩…？
アン！
寝てた？
ホッ
お土産持ってきたんだ！海外出張の
……
ちょっとお待ちください

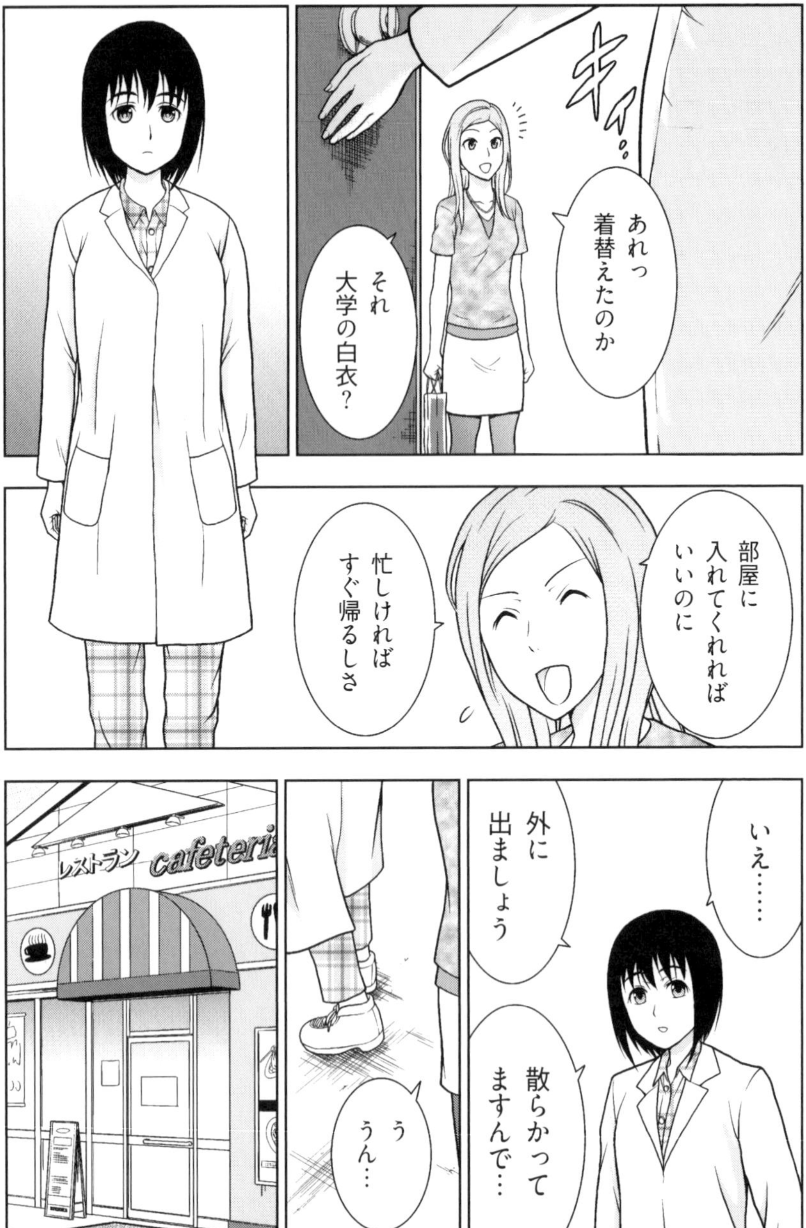
キィ
あれっ 着替えたのか
それ 大学の白衣?
部屋に入れてくれればいいのに
忙しければすぐ帰るしさ
いえ……
外に出ましょう
散らかってますんで…
う うん…
レストラン cafeteria

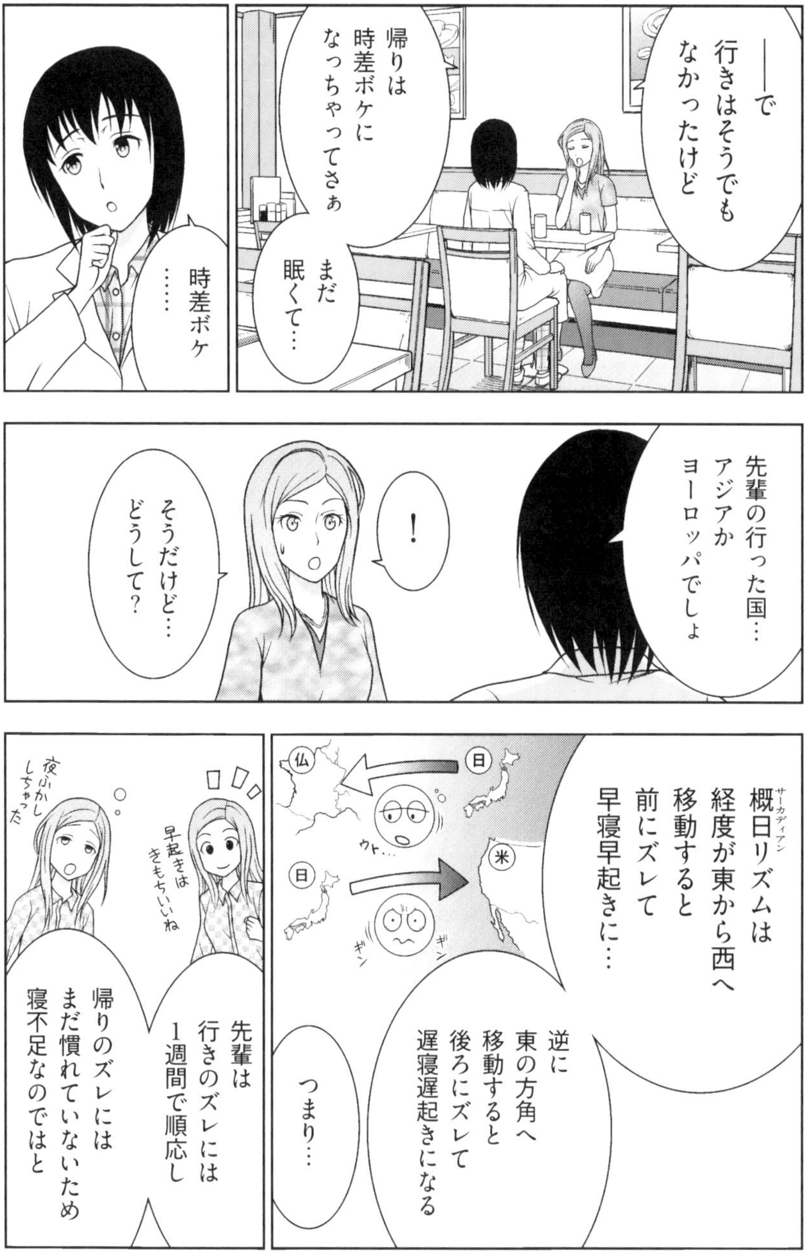
――で
行きはそうでも
なかったけど
帰りは
時差ボケに
なっちゃってさぁ
まだ
眠くて…
時差ボケ
……
先輩の行った国…
アジアか
ヨーロッパでしょ
!
そうだけど…
どうして?
概日《サーカディアン》リズムは
経度が東から西へ
移動すると
前にズレて
早寝早起きに…
仏
日
ウト…
日
米
ギン
ギン
逆に
東の方角へ
移動すると
後ろにズレて
遅寝遅起きになる
つまり…
夜ふかし
しちゃった
早起きは
きもちいいね
先輩は
行きのズレには
1週間で順応し
帰りのズレには
まだ慣れていないため
寝不足なのではと

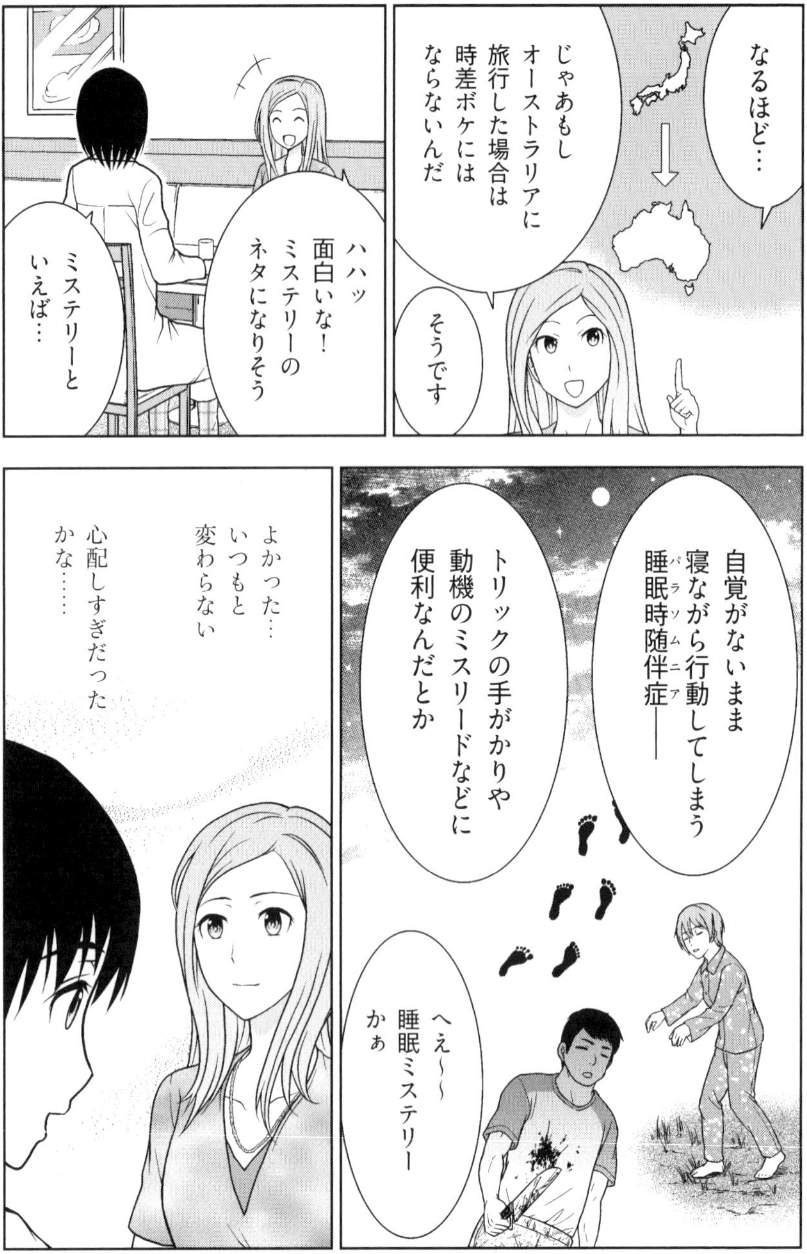
なるほど…
じゃあもし オーストラリアに 旅行した場合は 時差ボケには ならないんだ
そうです
ハハッ 面白いな! ミステリーの ネタになりそう
ミステリーと いえば…
自覚がないまま 寝ながら行動してしまう 睡眠時随伴症《パラソムニア》――
トリックの手がかりや 動機のミスリードなどに 便利なんだとか
へぇ～～ 睡眠ミステリー かぁ
よかった… いつもと 変わらない
心配しすぎだった かな……

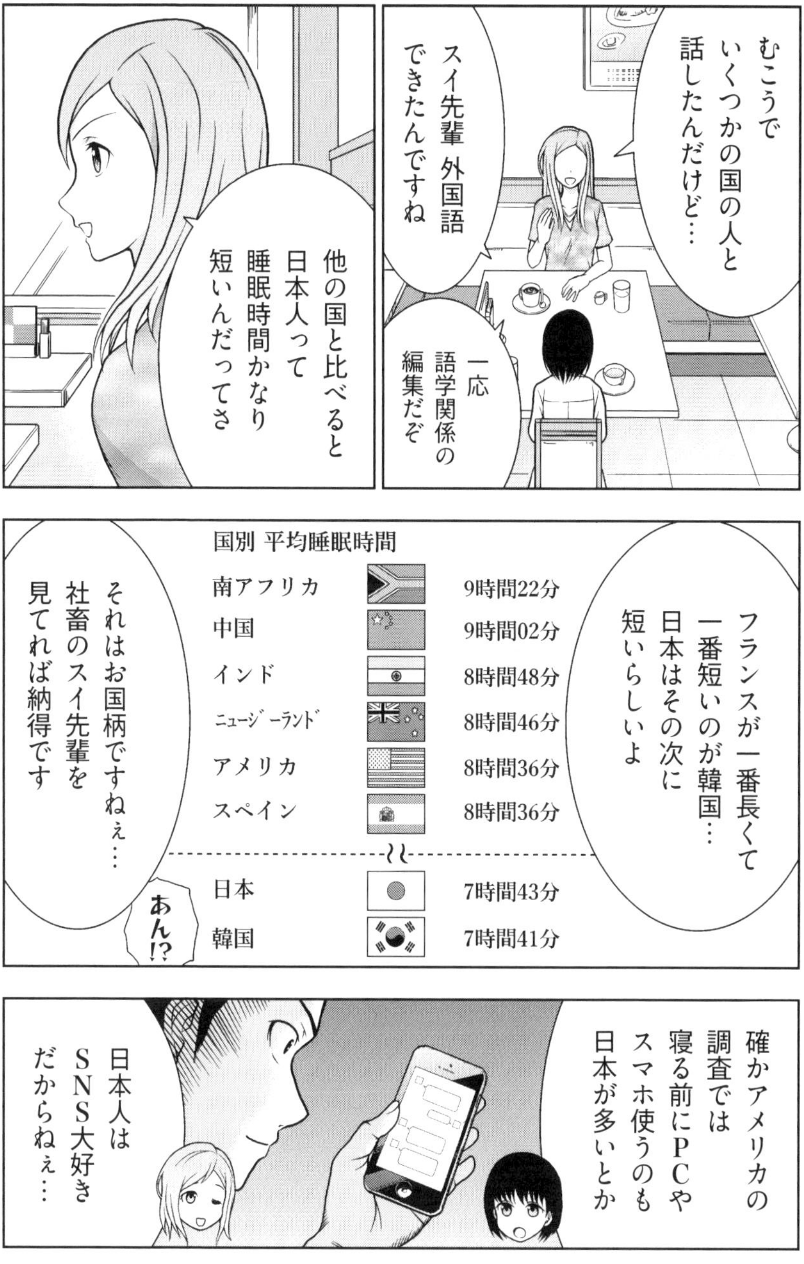

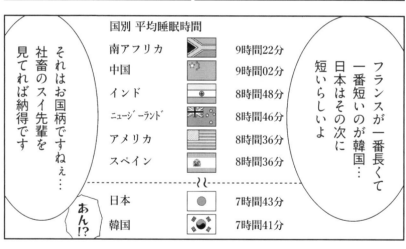

むこうでいくつかの国の人と話したんだけど…
スイ先輩 外国語できたんですね
一応 語学関係の編集だぞ
他の国と比べると日本人って睡眠時間かなり短いんだってさ
フランスが一番長くて一番短いのが韓国…日本はその次に短いらしいよ
国別 平均睡眠時間
南アフリカ 9時間22分
中国 9時間02分
インド 8時間48分
ニュージーランド 8時間46分
アメリカ 8時間36分
スペイン 8時間36分
日本 7時間43分
韓国 7時間41分
それはお国柄ですねぇ…社畜のスイ先輩を見てれば納得です
あん!?
確かアメリカの調査では寝る前にPCやスマホ使うのも日本が多いとか
日本人はSNS大好きだからねぇ…

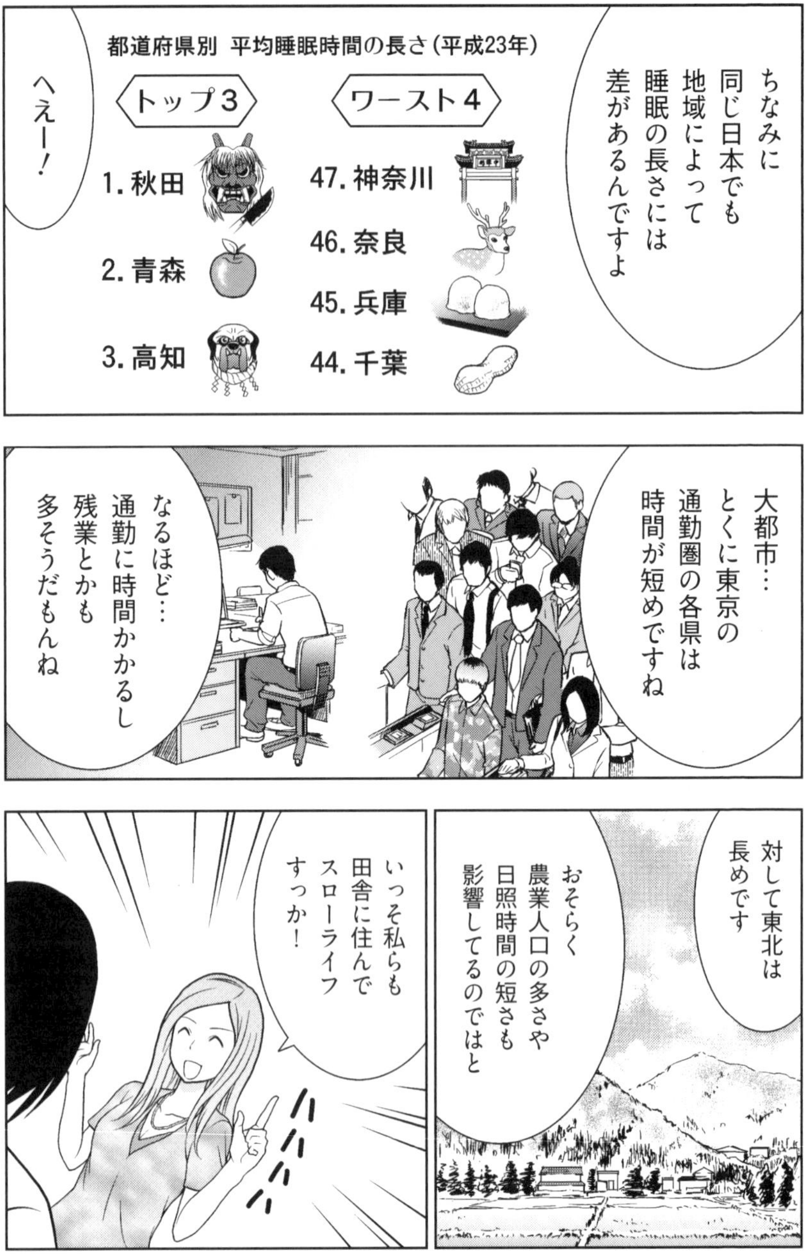
ちなみに同じ日本でも地域によって睡眠の長さには差があるんですよ
都道府県別　平均睡眠時間の長さ（平成23年）
トップ3
1. 秋田
2. 青森
3. 高知
ワースト4
47. 神奈川
46. 奈良
45. 兵庫
44. 千葉
へえー！
大都市…とくに東京の通勤圏の各県は時間が短めですね
なるほど…通勤に時間かかるし残業とかも多そうだもんね
対して東北は長めです
おそらく農業人口の多さや日照時間の短さも影響してるのではと
いっそ私らも田舎に住んでスローライフすっか！

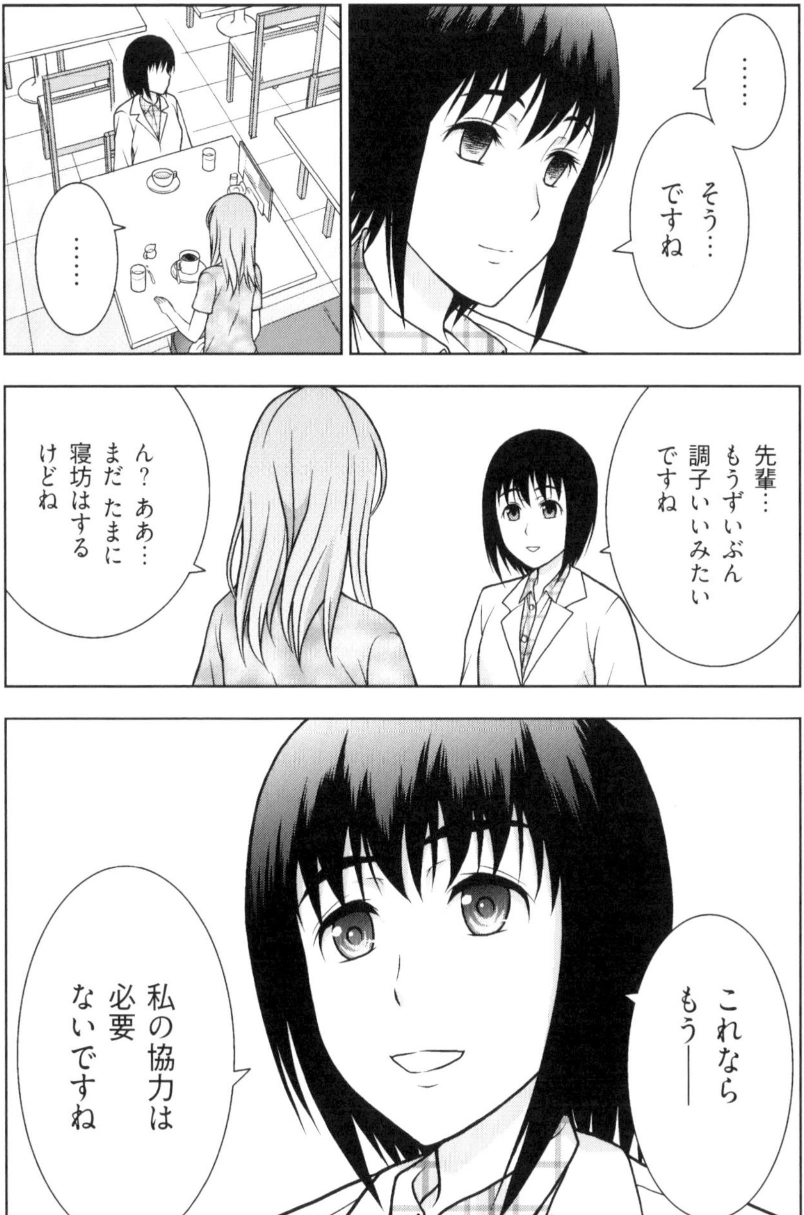
……
そう…ですね
……
先輩…もうずいぶん調子いいみたいですね
ん？ああ…まだ たまに寝坊はするけどね
これならもう——
私の協力は必要ないですね

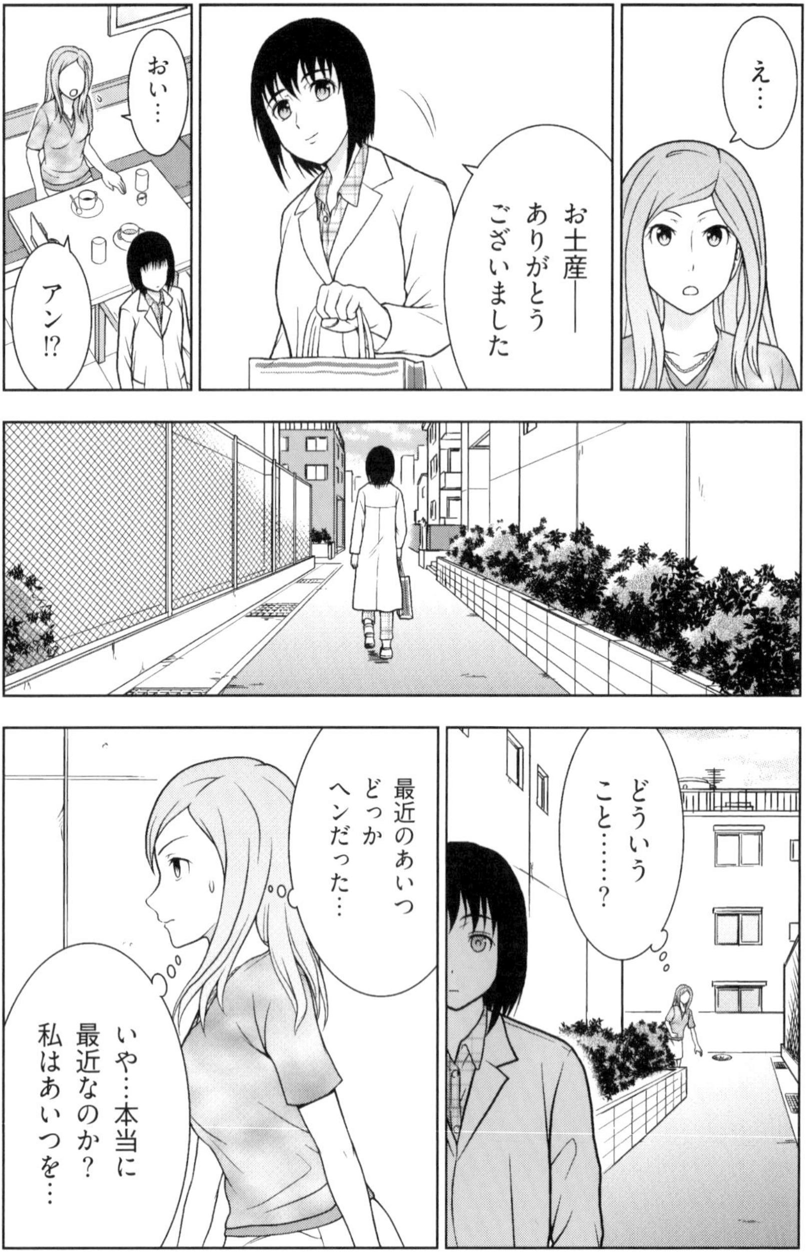

え…
お土産──ありがとうございました
おい…
アン!?
どういうこと……?
最近のあいつどっかヘンだった…
いや…本当に最近なのか?私はあいつを…

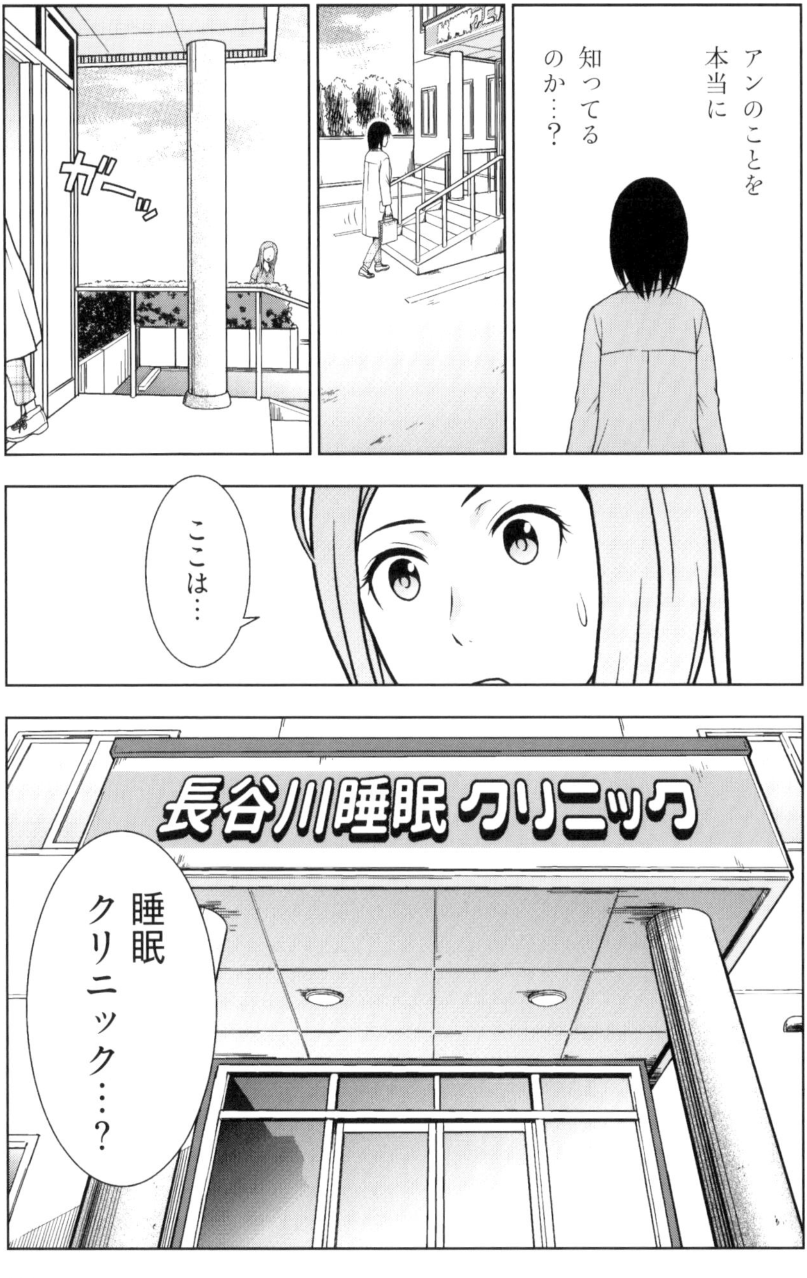
アンのことを本当に知ってるのか…？
ガーッ
ここは…
長谷川睡眠クリニック
睡眠クリニック…？

Lecture 13

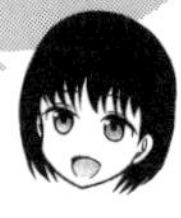

平日短時間睡眠が続いたら…

▼週末の寝だめはかえって疲れを増加させる

忙しい平日の寝不足や疲れを解消するため、休みの日はいつもより遅くまで寝ているという人は多いと思います。しかし、それは錯覚にすぎません。**週末の「寝だめ」は、寝不足を解消するどころか眠りの質を低下させ、かえって疲れを溜める原因になります。**

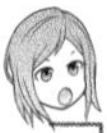

「そんなバカな…だって、寝不足解消には寝るのが一番じゃない？」

そうですね。**溜まった「睡眠負債」（必要な睡眠時間に対する不足分）をなくすには、基本的に寝るしかありません。**問題は、その「長めの睡眠」のとり方です。いわゆる寝だめのように、10何時間ぶっ通しで寝る、というのは極力避けてください。

私たち人間の体は、朝起きて太陽の光を浴びたときからスタートして、約16時間後に眠くなるようにセットされています（前述した「サーカディアンリズム」のことですね）。**溜まった借金を返済しようと一度にたくさん寝てしまうと、このリズムが崩れてしまうのです。**結果、夜の寝つきが悪くなり、「ブルーマンデー」の原因にもなります。

▼忙しかった週の週末の過ごし方

平日、短時間睡眠が続いてしまったら、休みの日は下記のスケジュールを心がけてみてください。睡眠負債を放っておくと、仕事や勉強の効率が著しく低下することがわかっています。4時間睡眠を1週間続けると、一晩の徹夜と同じくらいの眠気と認知機能の低下が生じたという研究結果もあります。

リズムを崩さず寝不足と疲れを解消する方法

①起きる時間を遅らせるならプラス2時間まで	朝は極力いつも通りの時間帯に起き、朝日を浴びて朝食をとるのが理想。 どうしてももう少し眠りたい場合は、いつもの起床時刻プラス2時間以内にとどめる。
②残った眠気は90分昼寝で調整	昼食後の早い時間に90分ほど昼寝を。 90分で起きられるなら、休日はベッドで寝てもＯＫ。寝すぎないか心配な人は、ソファに軽くよりかかるなどして、少し明るい部屋で寝るのがおすすめ。
③無駄な夜更かしはせず、早めに寝る	夕方まで寝てしまうと、寝起きに満足感があっても、深夜遅くまで眠くならずにリズムが狂ったまま休日が終わることに。

Lecture 14

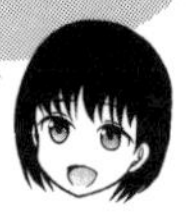

避けられない徹夜を乗り切るコツ

▼徹夜は脳と体をボロボロにする

徹夜は百害あって一利なし。疲れやすくなる、倦怠感を増す、やる気が出ない、イライラする、などの健康被害はもちろん、記憶力、集中力、思考力といった脳力までもが軒並み低下。仕事のパフォーマンスは、ただ下がりです。

徹夜明けはビールを1〜2本飲んだ状態に近いともいわれています。17時間以上起きていると、血中のアルコール濃度0・5%と同じレベルにまで作業効率が低下するといわれています。睡眠不足によって免疫力も低下するので、インフルエンザなどの感染症、がんの誘因になるとされています。

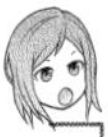

「恐るべし、徹夜…。でも、締め切り前はどうしてもってときがあるんだよね…。」

そうですよね、さすがは社畜のスイ先輩。そういうときは、せめて次のことに気をつけてください。

▼徹夜を余儀なくされたときの注意点

ポイントは、徹夜中の休憩と、翌日の早めの就寝です。

・必ず短い休憩を挟む

作業に集中していると交感神経が優位になり、アドレナリンが多分に放出されます。一時的に頭が冴えたような感覚になるかもしれませんが、休憩もとらず朝までぶっ通しでは、余計に翌日に響いてしまいます。適宜、目を閉じるなどして休憩の時間をとりましょう。

・翌日は仮眠と早寝で乗り切る

日中の眠気は、レクチャー8で前述したように、午後の早い時間帯の仮眠で乗り切りましょう。時間はあくまで20分程度に抑え、夜の睡眠の質を落とさないように気をつけます。そして最も重要なのは、徹夜でたまった睡眠の不足分は、その翌日のうちにしっかり返すこと。極力、仕事を早めに切り替え、睡眠時間を確保するようにしてください。とはいえ、徹夜は脳にも体にも害でしかありません。安易に選択しないようにしたいものです。

Column 6

時差ボケ対策

私たちには約24時間周期の体内時計が複数備わっています。そのすべてを調整しているのが、脳の視交叉上核と呼ばれる部分にある親時計「マスタークロック」です。ここで、睡眠／覚醒モードを切り替えるだけでなく、血圧や体温なども変わります。

体内時計は1日に一度、光によってリセットされます。

しかし、調整幅が2時間程度しかないため、実際の時刻と大きなズレがあると、同期するまで体調不良が続くことに。これが時差ボケです。

時差ボケを防ぐためには、事前に対策をとるのがベスト。到着時刻に向けて体を慣らすのです。日本よりも東方面へ行く場合は、数日前から徐々に早い時間に就寝・起床する。西方面はその逆で、遅い時間にシフトする。

ただし、旅先での滞在期間が2、3日と短期の場合は、時差ボケの連鎖に。旅先で仮眠をとる程度に留め、体内時計を日本時間に保ったままの方がよいでしょう。

もしも睡眠時間のシフトができない場合には、食事によって体内時計をリセットするという奥の手があります。到着時刻までの12時間から16時間の間、絶食し、到着後すぐに朝食を食べる。食事の摂り方を工夫することで、時差ボケを防ぐことができます。

どちらの方法でも、寝不足は時差ボケを悪化させるので、出かける前は十分な睡眠をとりましょう。

Epilogue

知識を習慣に変える

「知る→行う→習慣づける」の黄金サイクル

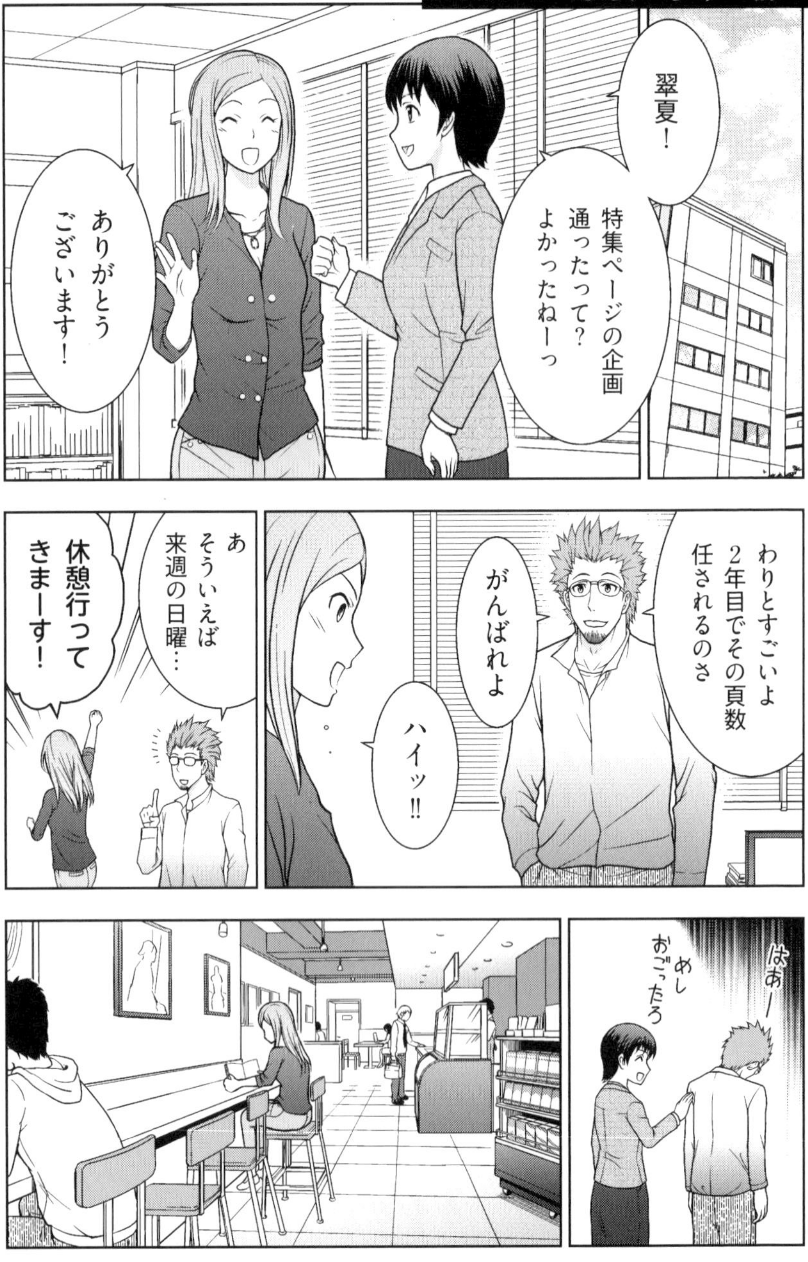
翠夏!
特集ページの企画 通ったって? よかったねーっ
ありがとう ございます!
わりとすごいよ 2年目でその頁数 任されるのさ
がんばれよ
ハイッ!!
あ そういえば 来週の日曜…
休憩行って きまーす!
はあー
めし おごったろ

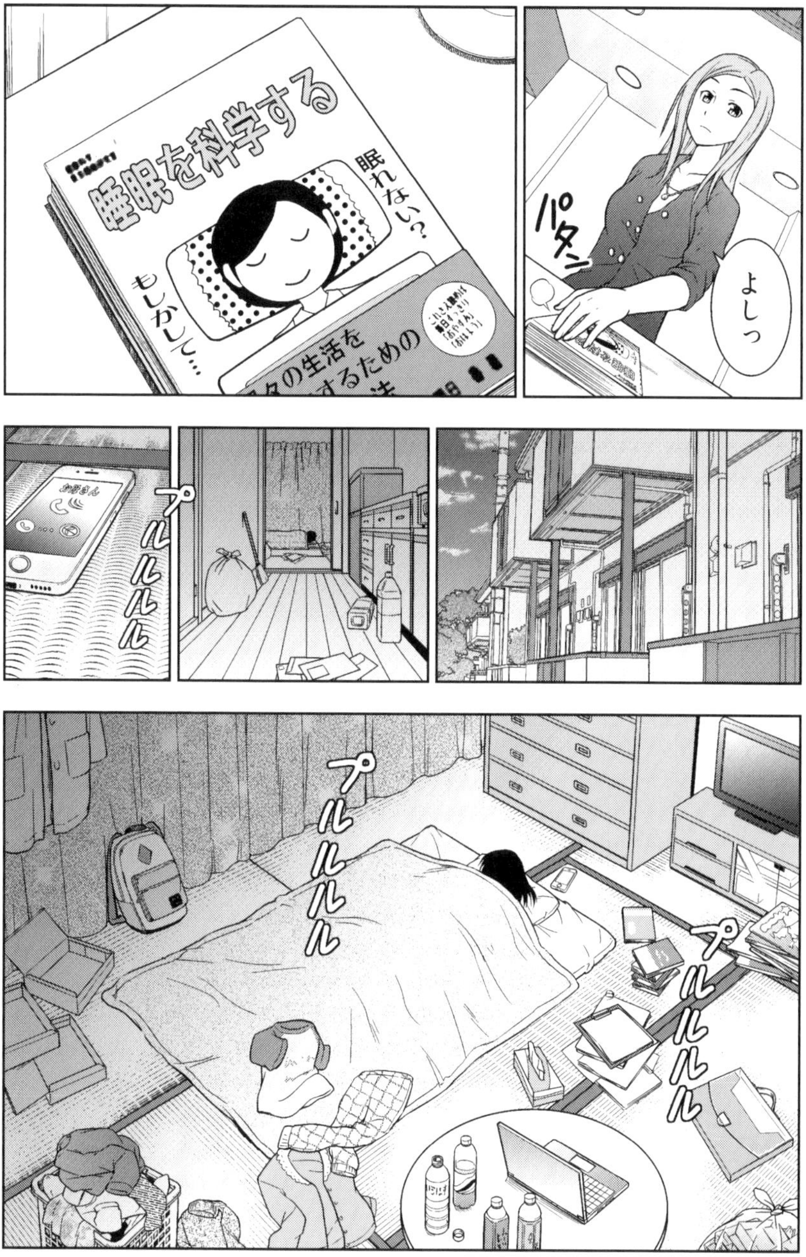
パタン
よしっ
睡眠を科学する
眠れない？
もしかして…
プルルルル
お母さん
プルルルル
プルルルル

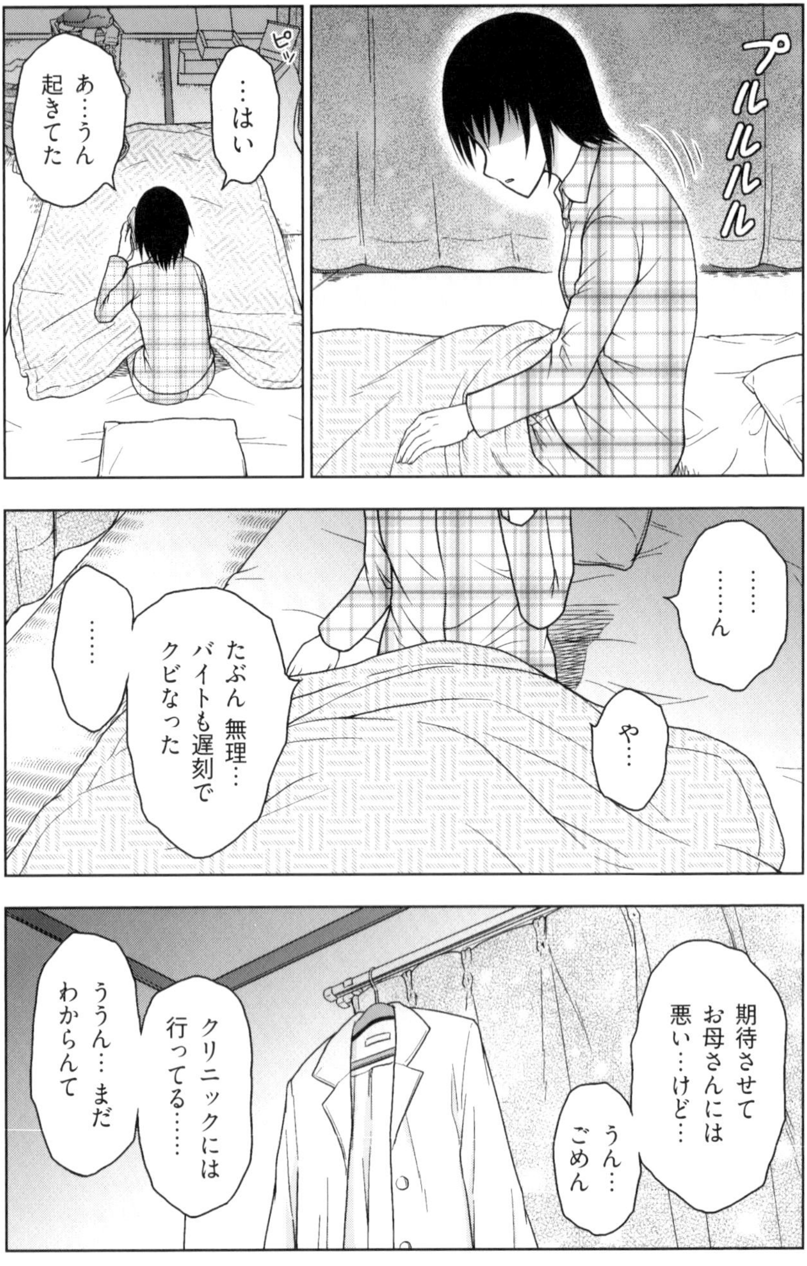
プルルルル
ピッ
…はい
あ…うん 起きてた
……ん
や…
たぶん 無理… バイトも遅刻で クビなった
……
期待させて お母さんには 悪い…けど…
うん… ごめん
クリニックには 行ってる……
ううん… まだ わからんて

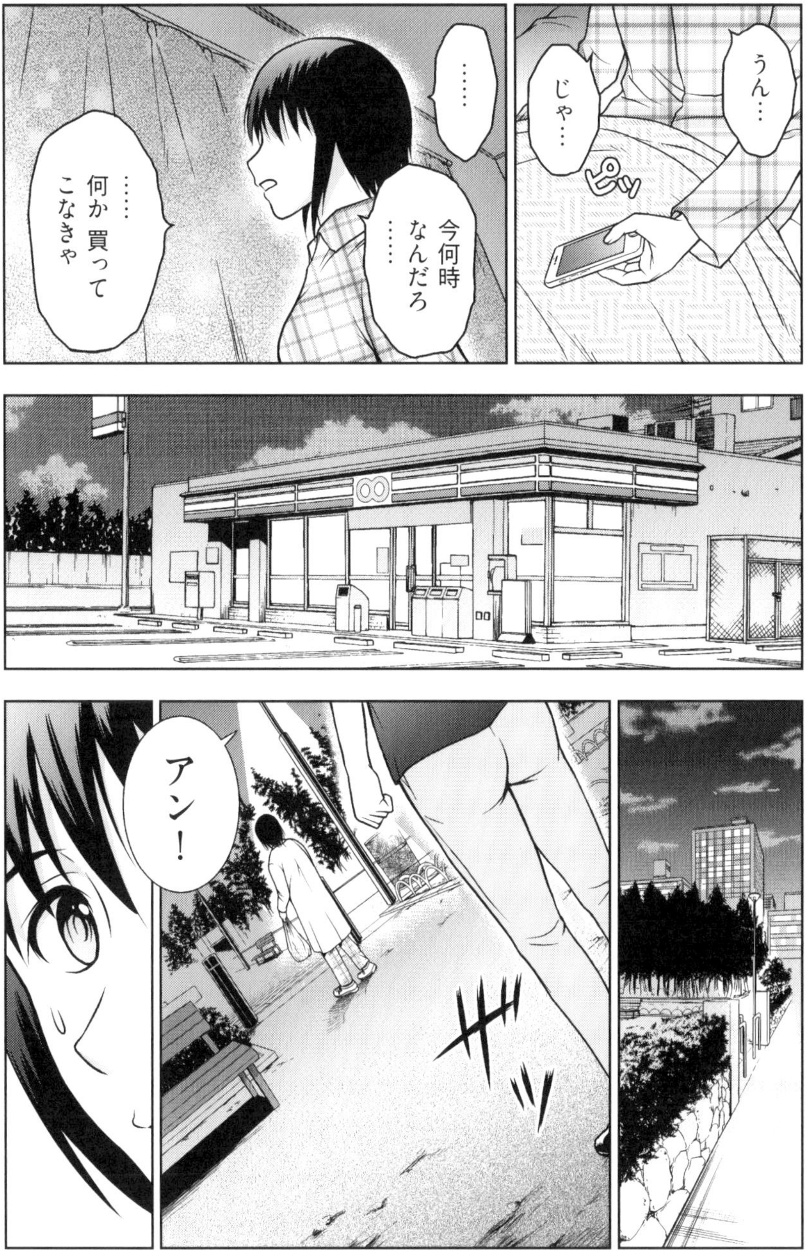
うん…
じゃ…
ピッ
……
今何時なんだろ……
……何か買ってこなきゃ
アン！

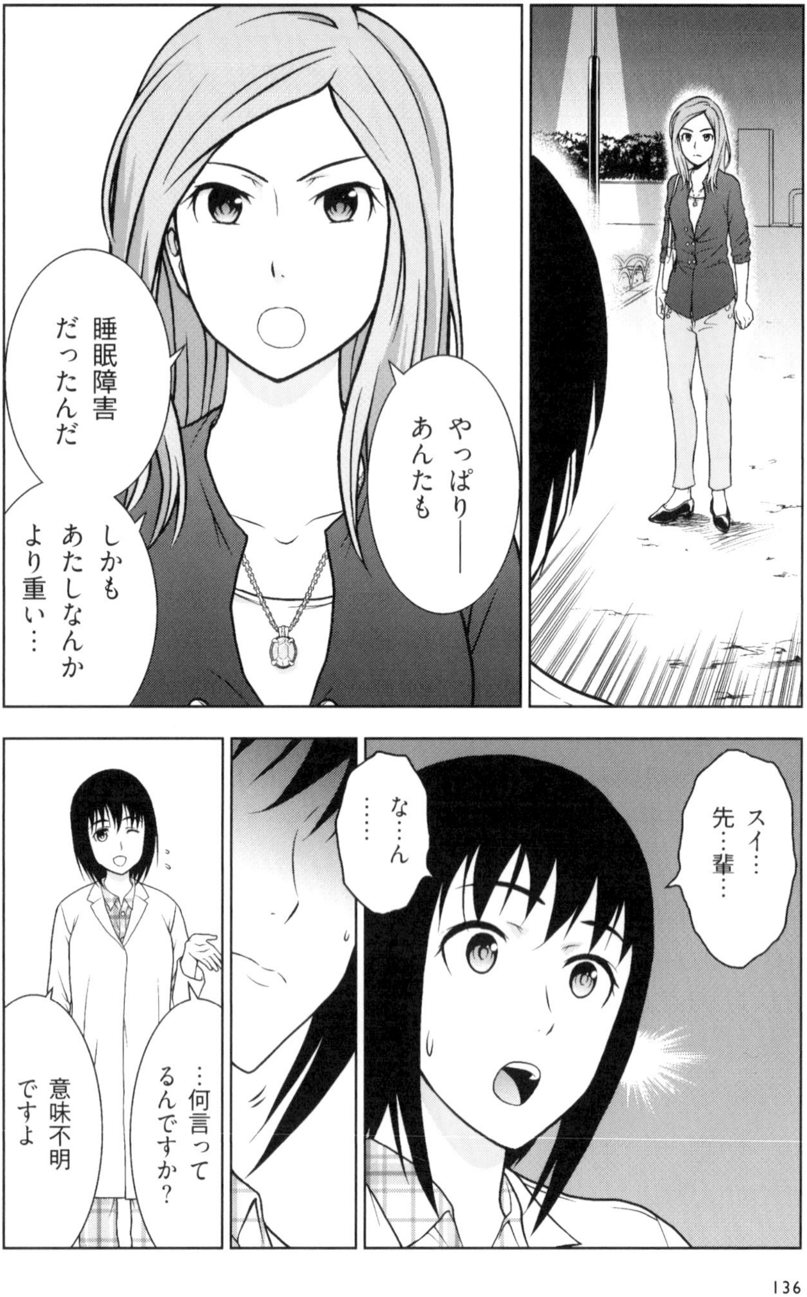
やっぱり――
あんたも
睡眠障害
だったんだ
しかも
あたしなんか
より重い…
スイ…
先…輩…
な…ん
……
…何言って
るんですか？
意味不明
ですよ

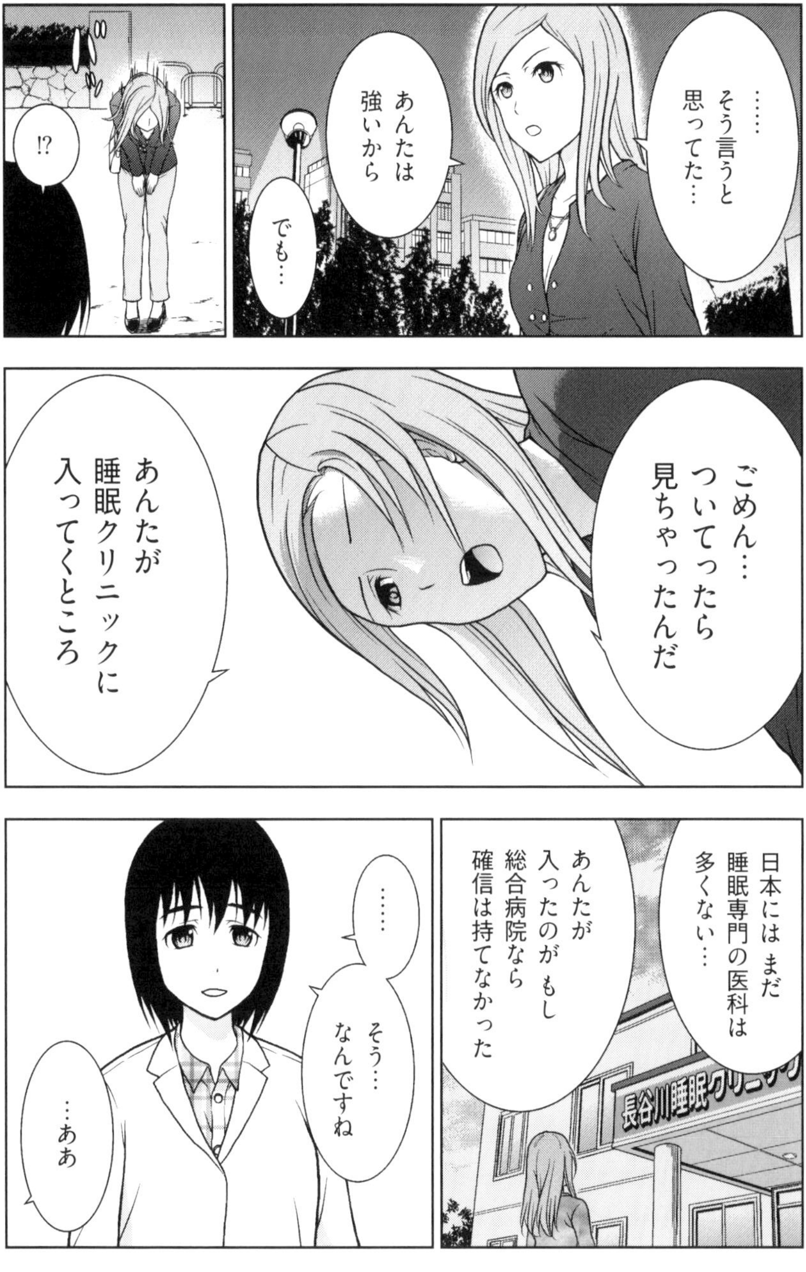
……そう言うと思ってた…
あんたは強いから
でも…
!?
ごめん…ついてったら見ちゃったんだ
あんたが睡眠クリニックに入ってくところ
日本にはまだ睡眠専門の医科は多くない…
あんたが入ったのがもし総合病院なら確信は持てなかった
長谷川睡眠クリ
……
そう…なんですね
…ああ

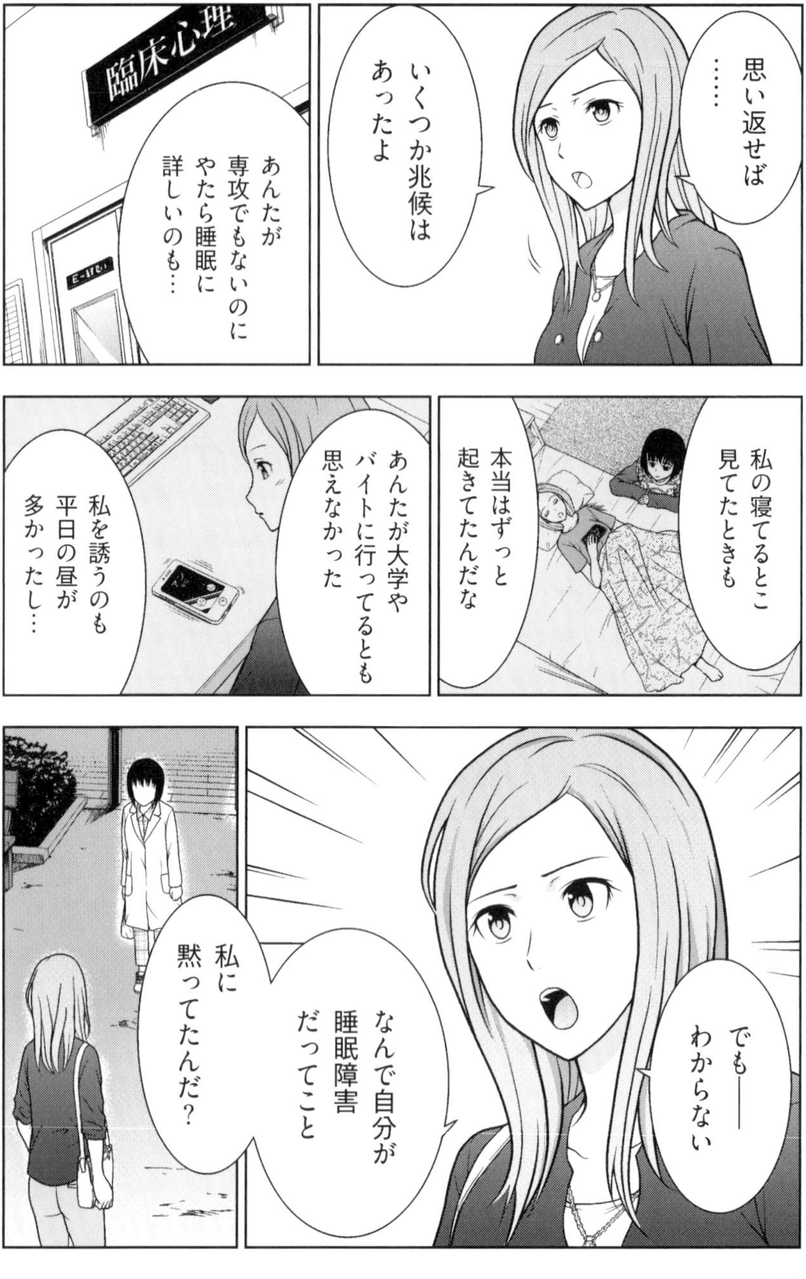
思い返せば……
いくつか兆候はあったよ
臨床心理
あんたが専攻でもないのにやたら睡眠に詳しいのも…
私の寝てるとこ見てたときも
本当はずっと起きてたんだな
あんたが大学やバイトに行ってるとも思えなかった
私を誘うのも平日の昼が多かったし…
でも──わからない
なんで自分が睡眠障害だってこと
私に黙ってたんだ?

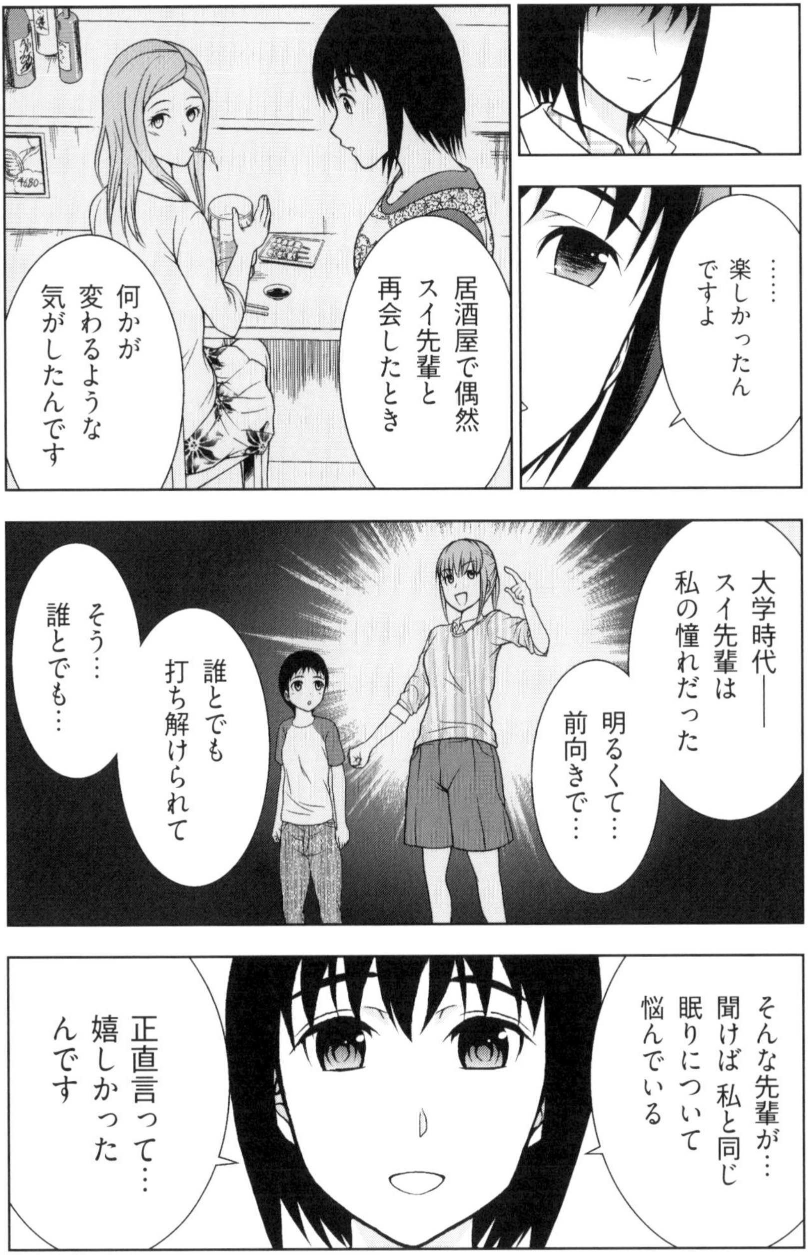
……楽しかったんですよ
居酒屋で偶然スイ先輩と再会したとき
何かが変わるような気がしたんです
大学時代——スイ先輩は私の憧れだった
明るくて…前向きで…
誰とでも打ち解けられて
そう…誰とでも…
そんな先輩が…聞けば私と同じ眠りについて悩んでいる
正直言って…嬉しかったんです

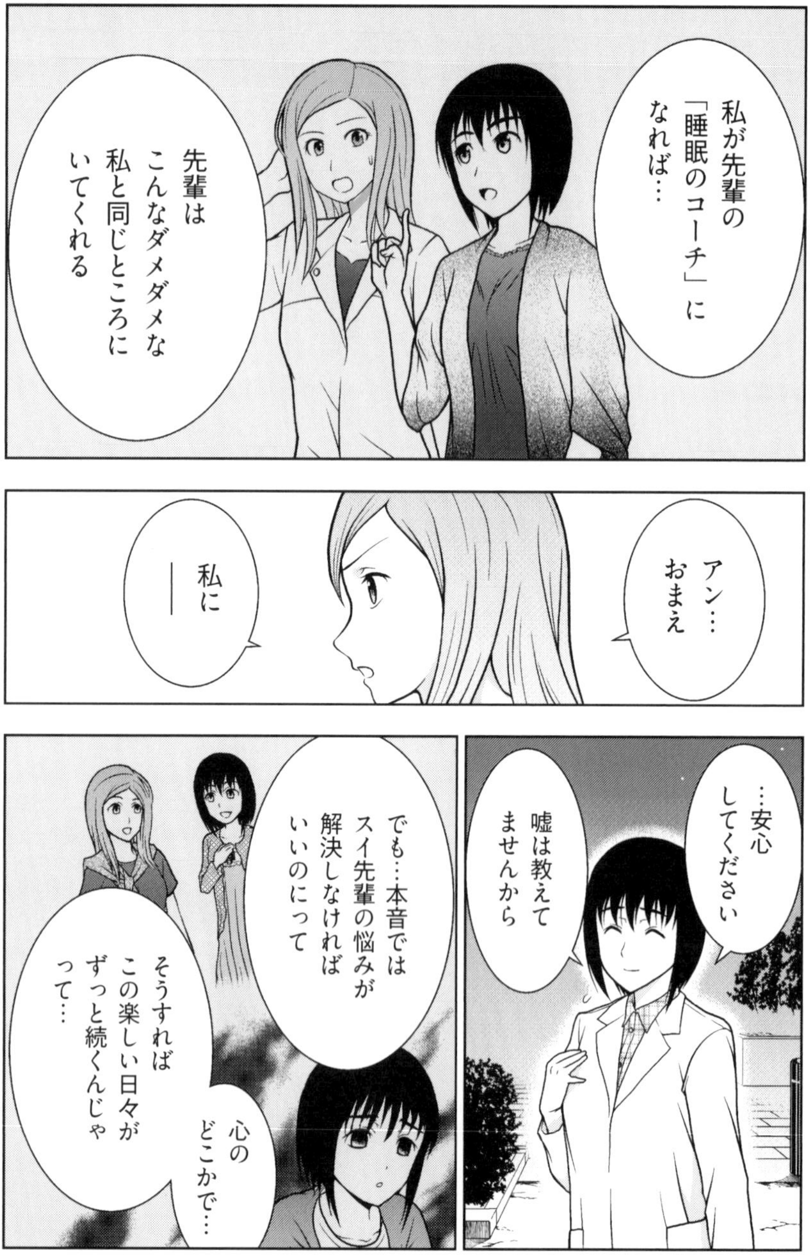
私が先輩の「睡眠のコーチ」になれば…
先輩はこんなダメダメな私と同じところにいてくれる
アン…おまえ
私に—
…安心してください
嘘は教えてませんから
でも…本音ではスイ先輩の悩みが解決しなければいいのにって
そうすればこの楽しい日々がずっと続くんじゃって…
心のどこかで…

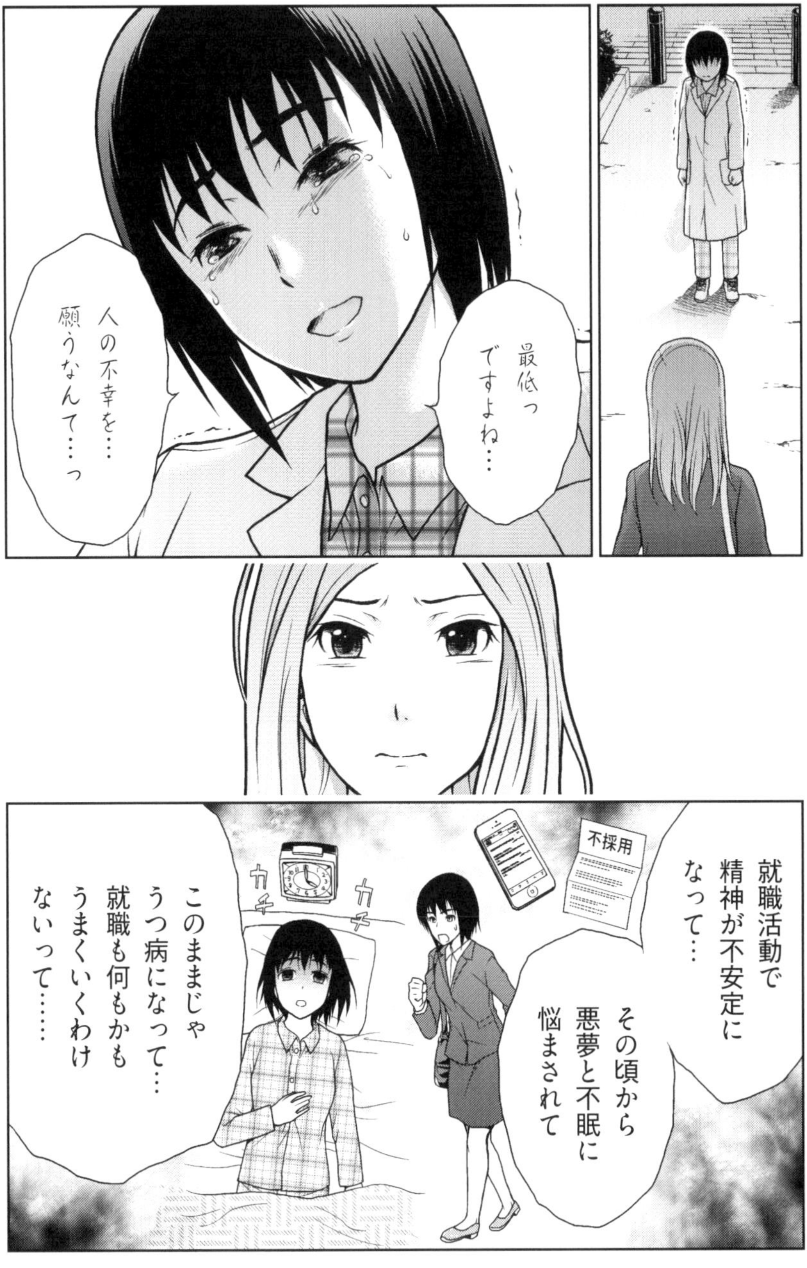
最低っですよね……
人の不幸を……願うなんて……っ
就職活動で精神が不安定になって……
不採用
その頃から悪夢と不眠に悩まされて
カチ
カチ
このままじゃうつ病になって……就職も何もかもうまくいくわけないって……

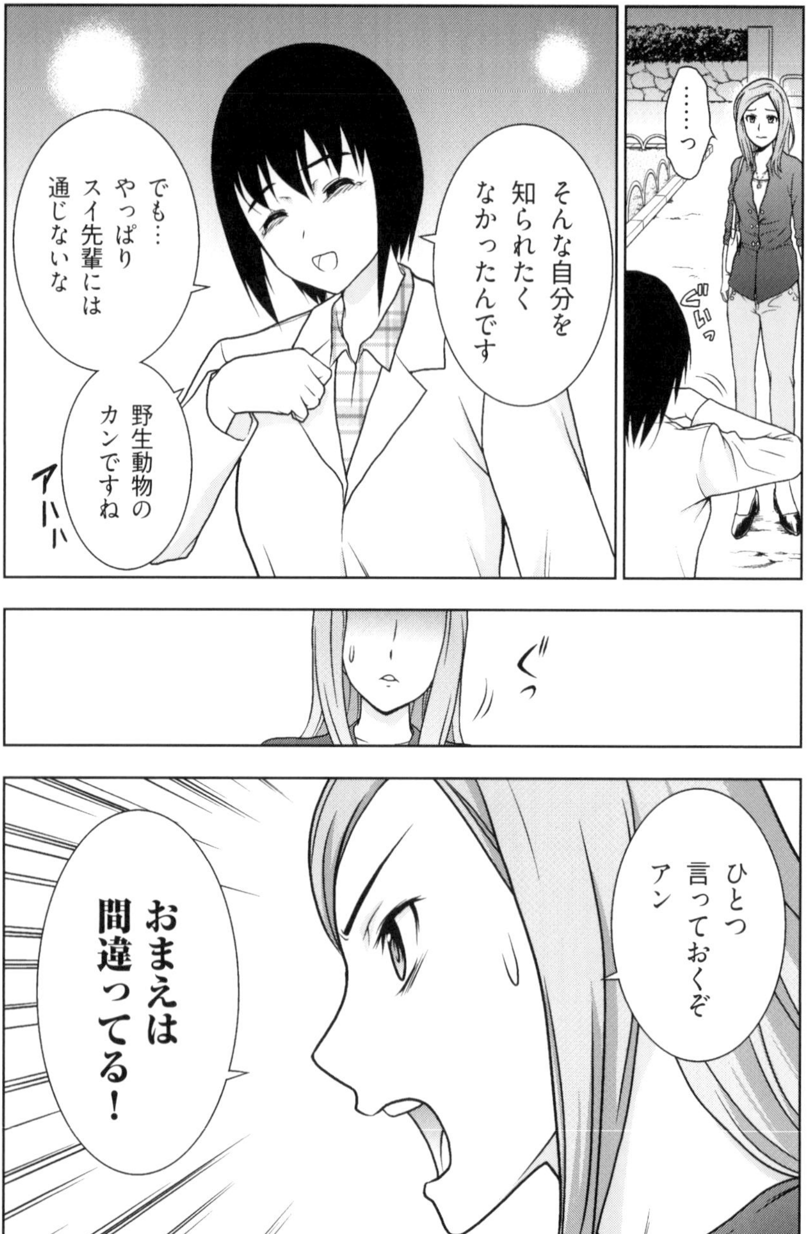
……っ
ぐいっ
そんな自分を知られたくなかったんです
でも…やっぱりスイ先輩には通じないいな
野生動物のカンですね
アハハ
ぐっ
ひとつ言っておくぞアン
おまえは間違ってる!

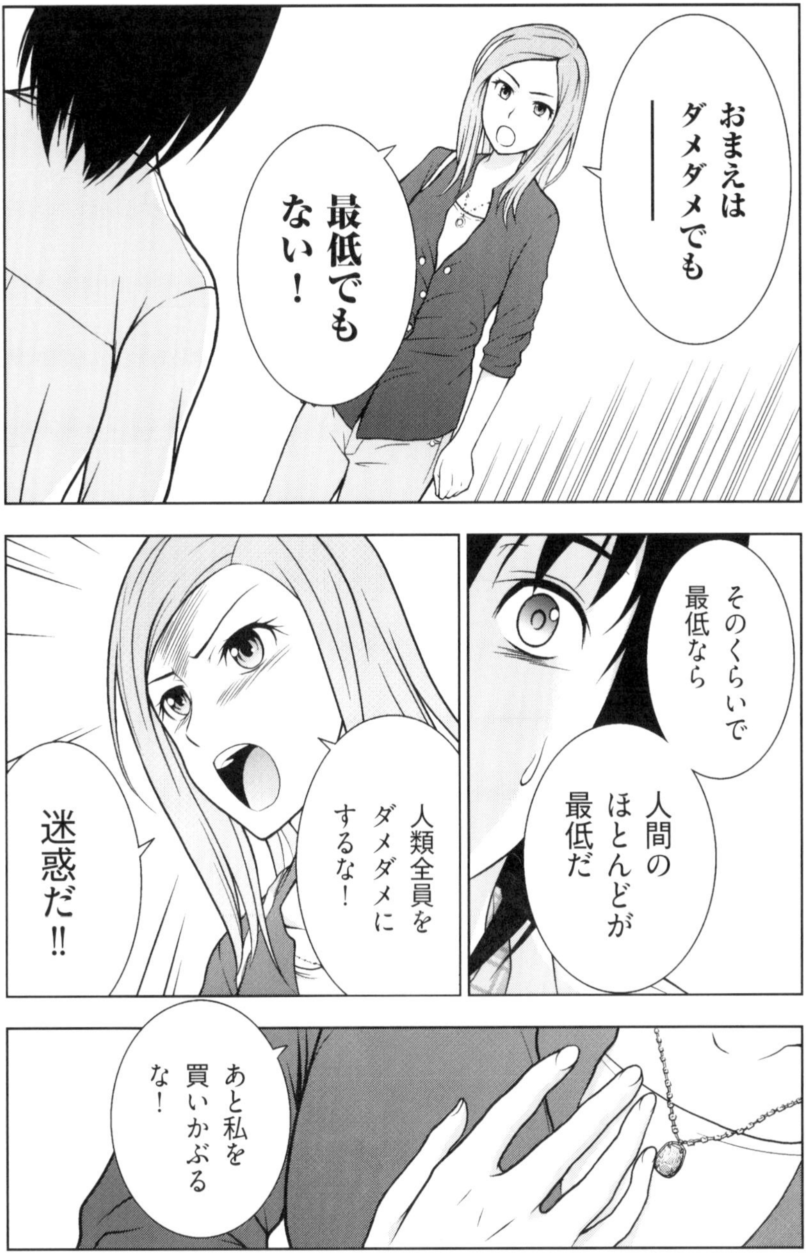
おまえはダメダメでも――
最低でもない！
そのくらいで最低なら
人間のほとんどが最低だ
人類全員をダメダメにするな！
迷惑だ!!
あと私を買いかぶるな！

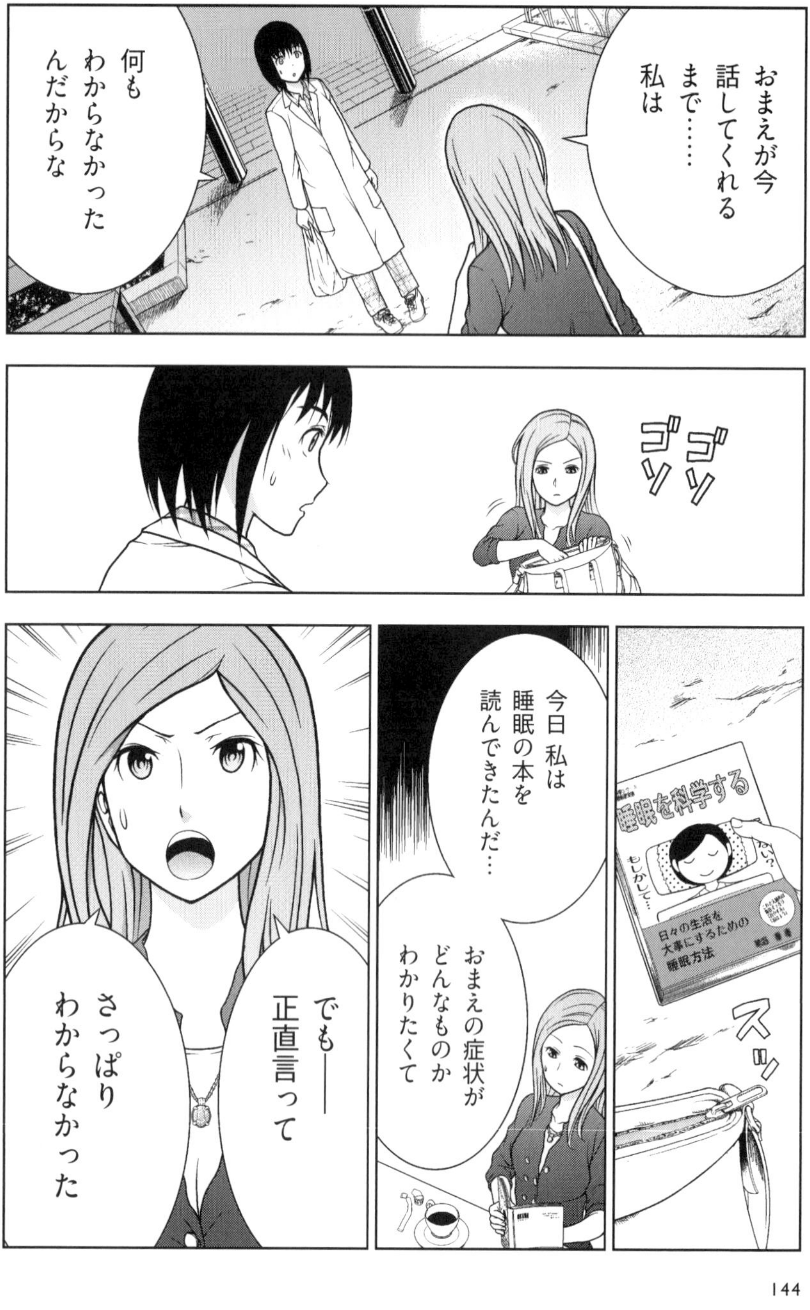

おまえが今話してくれるまで……私は
何もわからなかったんだからな
ゴソ
ゴソ
睡眠を科学する
もしかして…
日々の生活を大事にするための睡眠方法
スッ
今日私は睡眠の本を読んできたんだ…
おまえの症状がどんなものかわかりたくて
でも――正直言って
さっぱりわからなかった

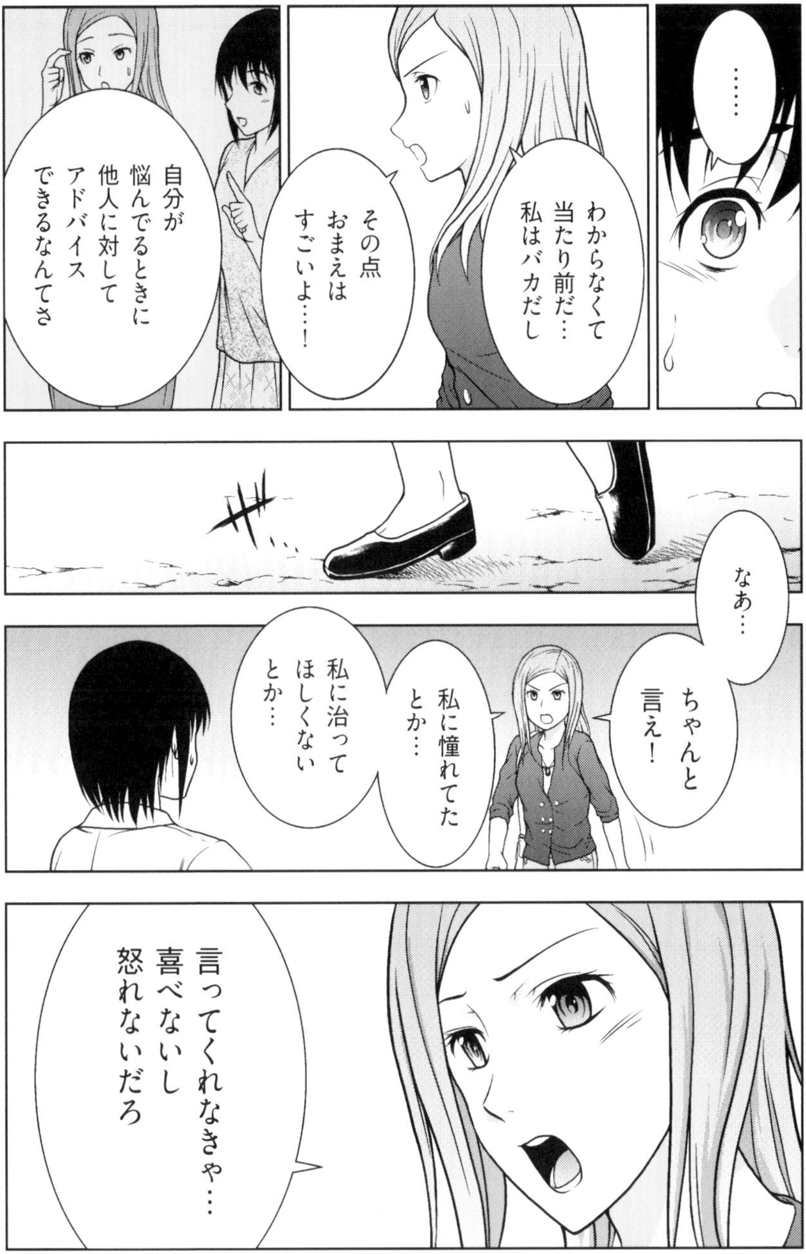
……
わからなくて当たり前だ…私はバカだし
その点おまえはすごいよ…！
自分が悩んでるときに他人に対してアドバイスできるなんてさ
なあ…
ちゃんと言え！
私に憧れてたとか…
私に治ってほしくないとか…
言ってくれなきゃ…喜べないし怒れないだろ

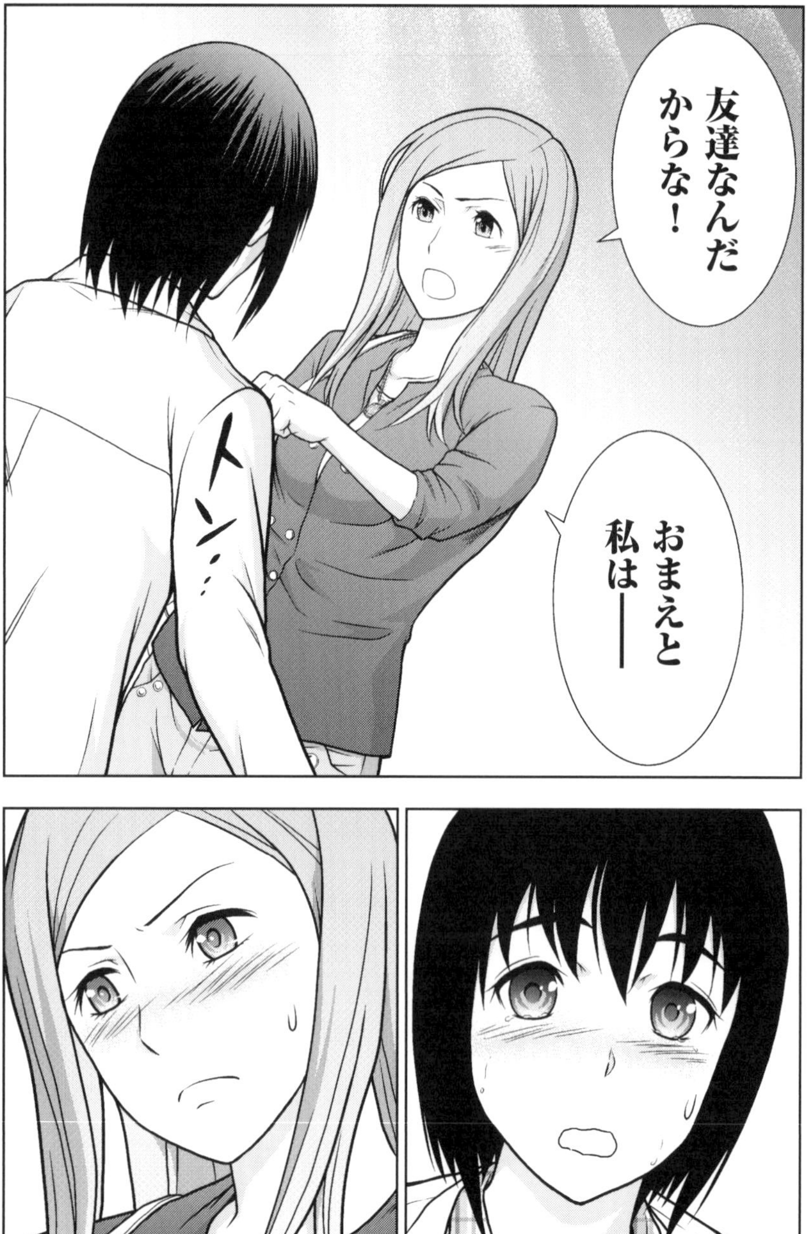
友達なんだからな！
トン…
おまえと私は——

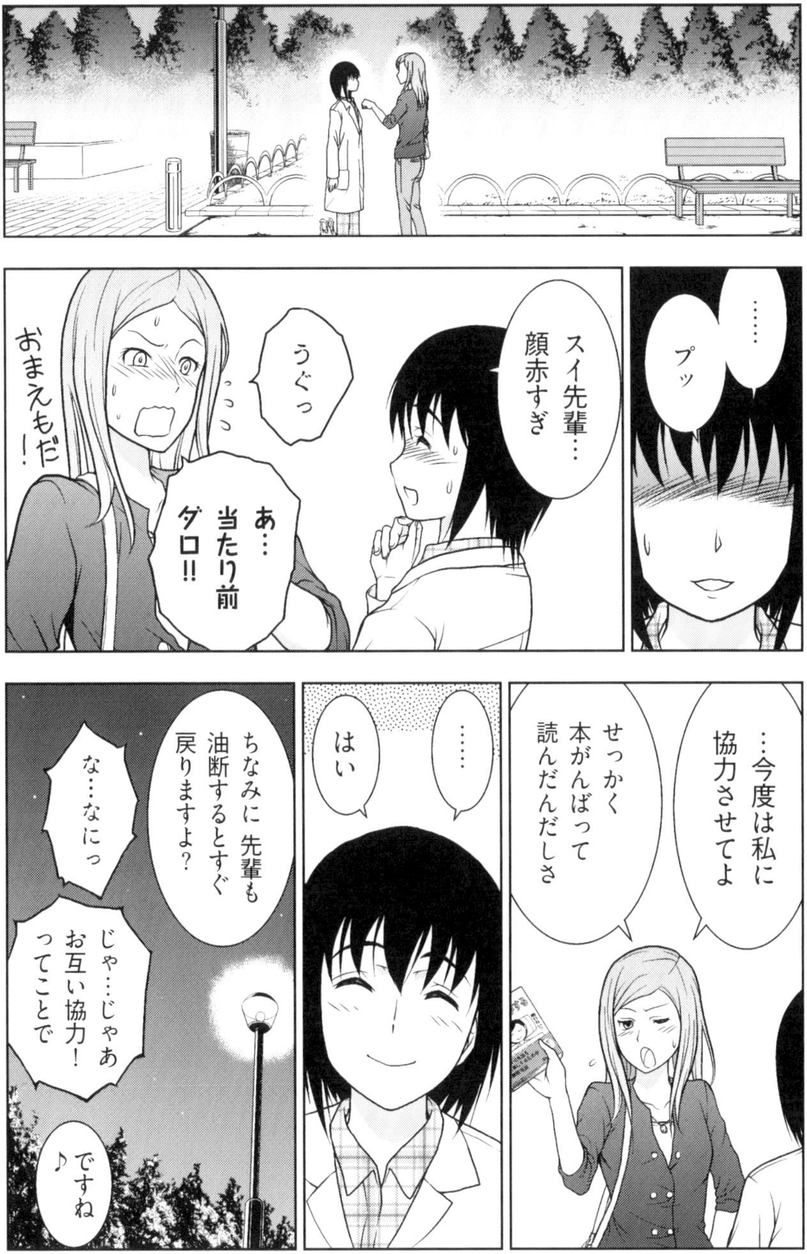
……
プッ
スイ先輩…顔赤すぎ
うぐっ
あ…当たり前ダロ!!
おまえもだ!
…今度は私に協力させてよ
せっかく本がんばって読んだんだしさ
……
はい
ちなみに 先輩も油断するとすぐ戻りますよ?
な…なにっ
じゃ…じゃあお互い協力!ってことで
♪ですね

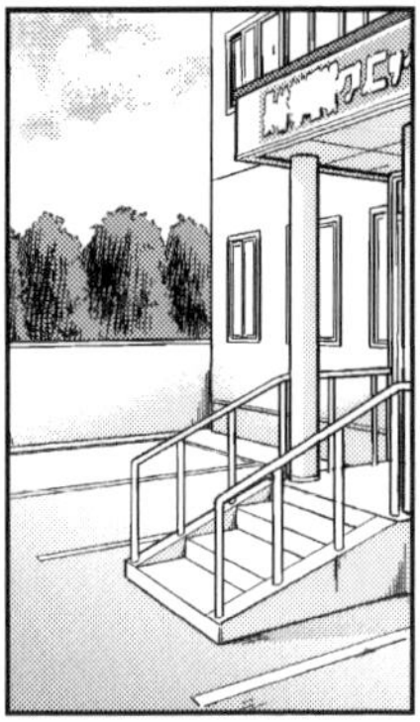

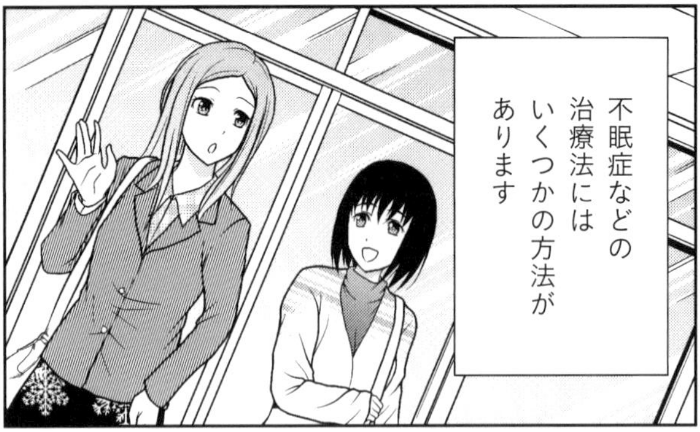
不眠症などの
治療法には
いくつかの方法が
あります

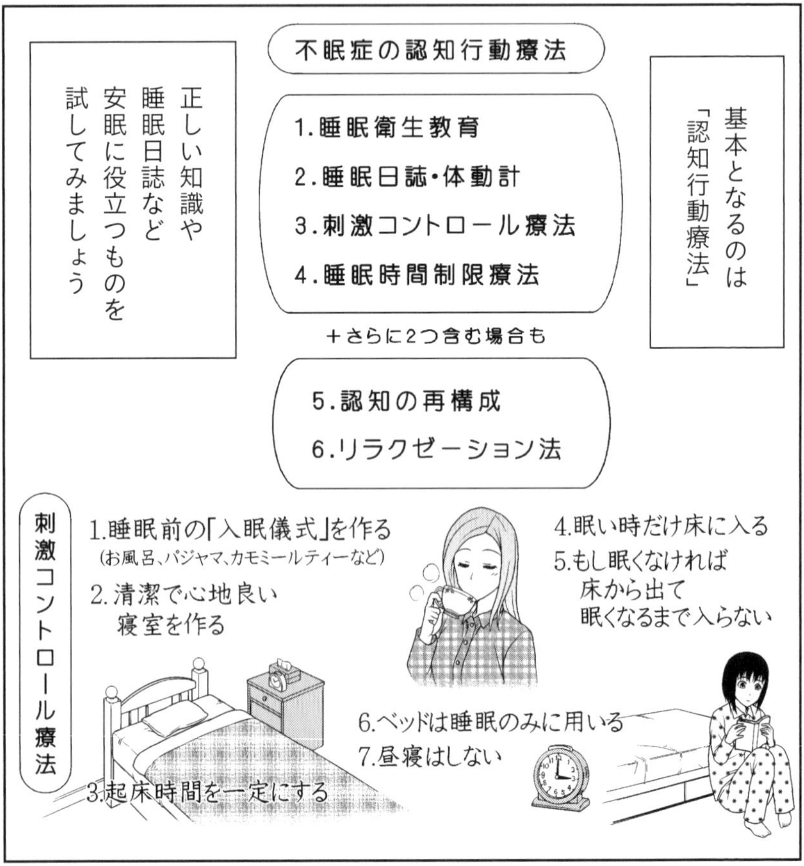
基本となるのは
「認知行動療法」
不眠症の認知行動療法
1.睡眠衛生教育
2.睡眠日誌・体動計
3.刺激コントロール療法
4.睡眠時間制限療法
+さらに2つ含む場合も
5.認知の再構成
6.リラクゼーション法
正しい知識や
睡眠日誌など
安眠に役立つものを
試してみましょう
刺激コントロール療法
1.睡眠前の「入眠儀式」を作る
(お風呂、パジャマ、カモミールティーなど)
2.清潔で心地良い
寝室を作る
3.起床時間を一定にする
4.眠い時だけ床に入る
5.もし眠くなければ
床から出て
眠くなるまで入らない
6.ベッドは睡眠のみに用いる
7.昼寝はしない

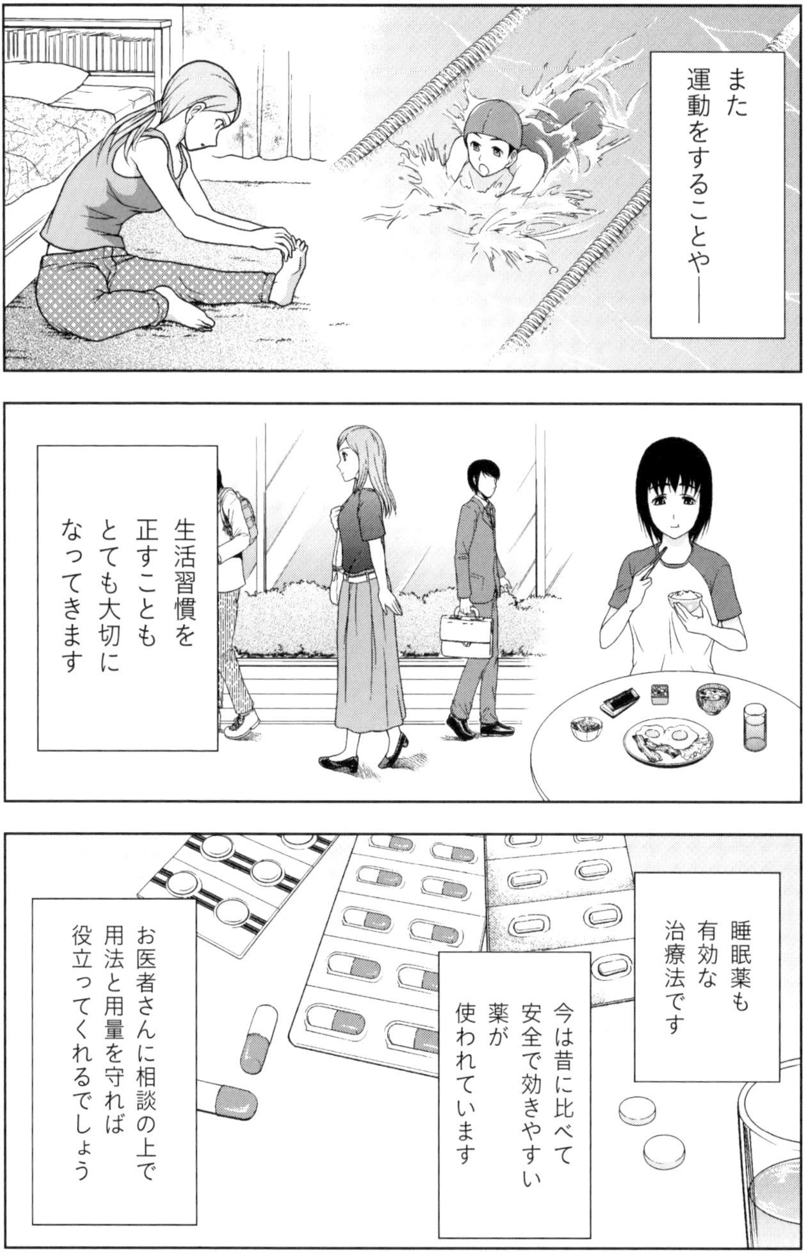
また
運動をすることや――
生活習慣を
正すことも
とても大切に
なってきます
睡眠薬も
有効な
治療法です
今は昔に比べて
安全で効きやすい
薬が
使われています
お医者さんに相談の上で
用法と用量を守れば
役立ってくれるでしょう

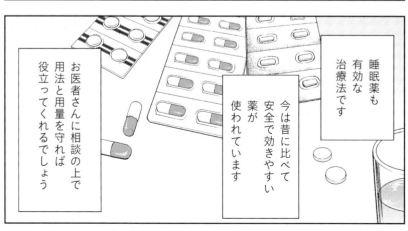

厚生労働省が作成した「12の指針」があります

•睡眠障害対処の12の指針

これらをよく理解すれば安眠のためのヒントになってくれるでしょう

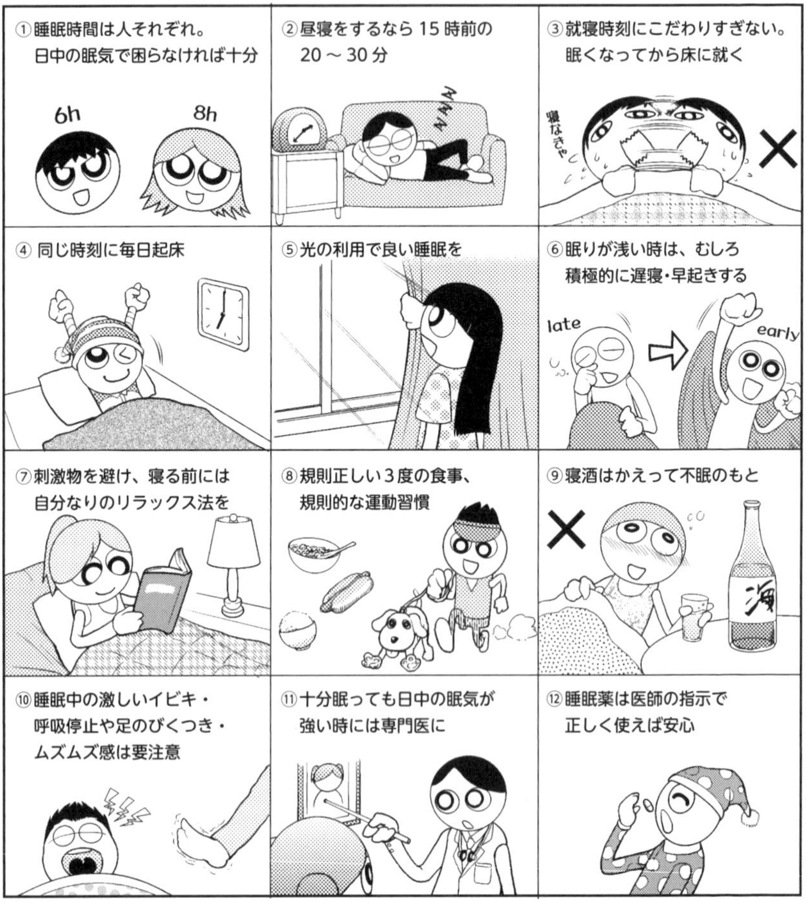

①睡眠時間は人それぞれ。日中の眠気で困らなければ十分
6h
8h
②昼寝をするなら15時前の20～30分
③就寝時刻にこだわりすぎない。眠くなってから床に就く
寝なきゃ
④ 同じ時刻に毎日起床
⑤光の利用で良い睡眠を
⑥眠りが浅い時は、むしろ積極的に遅寝・早起きする
late
early
⑦刺激物を避け、寝る前には自分なりのリラックス法を
⑧規則正しい3度の食事、規則的な運動習慣
⑨寝酒はかえって不眠のもと
⑩睡眠中の激しいイビキ・呼吸停止や足のびくつき・ムズムズ感は要注意
⑪十分眠っても日中の眠気が強い時には専門医に
⑫睡眠薬は医師の指示で正しく使えば安心

※睡眠は年代・性別で変わります。自分が取り組むべき対処方法を見つけてみてください。

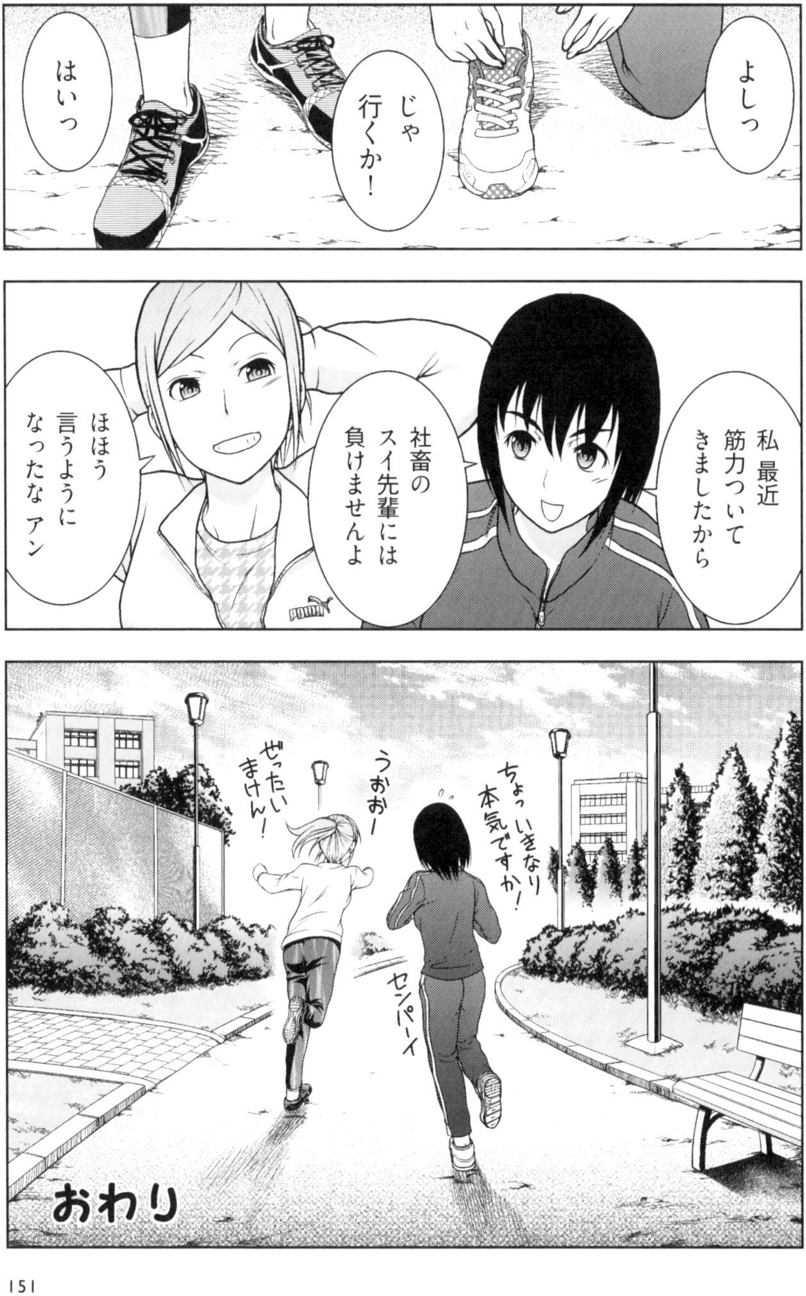
よしっ
じゃ 行くか!
はいっ
私 最近 筋力ついて きましたから
社畜の スイ先輩には 負けませんよ
ほほう 言うように なったな アン
ちょっ いきなり 本気ですか!
うおお!
ぜったい まけん!
センパーイ
おわり

Lecture 15

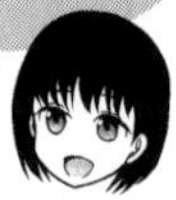

夜中に目が覚めてしまうのはどうして？

▼睡眠の質は年齢とともに変わっていく

寝つきはいいけれど、夜中に何度も目が覚める。中途半端な時間に起きてしまい、朝まで眠れない…。そんな悩みをお持ちの方もいらっしゃると思います。

「中途覚醒」と呼ばれるこの症状は、睡眠のリズムが途中で分断されてしまうので、「疲れがとれない」「寝覚めが悪い」といった症状のほか、集中力の低下やストレスの増加を招いたりします。

自律神経の乱れや飲酒の影響など、原因は様々ありますが、可能性の1つとして、「加齢変化」によるものが考えられます。**入眠までの時間と中途覚醒の時間を除いた実質的な睡眠時間は、一般的に、歳をとるにつれ、徐々に減っていきます。**睡眠の質は、年齢とともに変化していくものなのです。変化が出はじめるのは、およそ40代以降から。もし、このくらいの年代で多少の中途覚醒があるくらいなら、それほど深刻になることはありません。それよりも、これは年齢によるものと考え、適切な対応策をとるようにしましょう。

▼途中で起きてしまったときは…

具体的には、まず、夜中に目が覚めてしまったときの環境を整えること。洗面台や室内の照明の照度は意外に強く、こうした目から入る強い光は、余計に目が覚めてしまう原因になります。**電気をつけなくても寝室からトイレまで行って帰ってこれるよう、たとえば、①持ち運べる明かり（懐中電灯）を枕元に置いておく、②転倒防止のため床に物を置かない、③歩きやすいようフットライトを利用する、などを心がけるといいでしょう。**

もう1つは、再びスムーズに入眠できるよう、ラジオや音楽を活用することです。暗い部屋で目を閉じ眠れないと焦ってしまうようり、ずっといい対策になります。強い光を放ち交感神経を刺激する、スマホやタブレット、PCの利用はおすすめできません。

ただし症状があまりに頻繁にあらわれる場合は、睡眠時無呼吸症候群（SAS）の可能性もあります。①いびきをかく、②起きたとき口や喉が渇いている、③肥満体質である、④仕事中に激しい睡魔に襲われる、といった症状に心当たりのある人は専門医に相談を。

Lecture 16

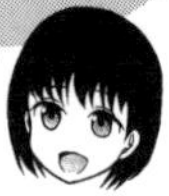

まとまった眠りがとれないときは「分ける」

▼睡眠は無理にまとめてとらなくてもよい？

忙しさに迫られてまとまった睡眠時間がとれない、あるいは職業柄どうしても不規則になってしまうという人には、「分割睡眠」という眠り方をおすすめします。文字どおり、1日の中で睡眠時間を何回かに分けて確保するという方法です。**極端な短時間睡眠や徹夜は脳や体を疲弊させますが、意識的に、短めの睡眠を複数回とるというやり方は、逆にこれらの能力を高めるようなのです。**

ヨットレース期間中の選手（普段は7～8時間睡眠）を対象に、睡眠パターンとレースの結果を比較した実験では、1回あたりの睡眠時間が短く、1日あたりの総睡眠時間が4～5時間の選手のほうが、ヨットのスピードが速く順位も高いという結果が出ています。

メリットデメリットのバランスを考えると、徹夜作業をするくらいなら、一定期間、1日のトータルで4時間前後の睡眠時間で乗り切るというやり方も方法の1つかもしれません。

▼短時間睡眠でも力がみなぎる眠り方

どの時間帯に、続けて何時間まで眠るのか。これが、分割睡眠をうまく取り入れる際のポイントです。たとえば2回に分けて睡眠をとる場合は、一方の4時間睡眠を午前1～5時にとるようにしましょう。**深夜から早朝にしっかり眠っておくと、生体リズムが乱れにくいとされています。**この時間帯を押さえておけば、もう1回の睡眠はいつとってもよい…。この眠り方は「アンカースリープ（係留睡眠）」といわれます。

また、1回につき最低でも3時間は連続して眠るようにしましょう。理由は、入眠から約3時間の間にあらわれる深い眠り「メジャースリープ」を保つためです。短時間睡眠でも脳をしっかりと休養させるためには、この深い睡眠がとても重要だといわれています。

前のページで触れたように、歳をとると夜中に目覚めることが増え、そのまま眠れなくなってしまうことがあります。多忙を極める人、勤務時間の不規則な人だけでなく、「朝までぐっすり眠りたいのに…」と悩んでいる人にとっても、分割睡眠は奥の手に成り得るのではないでしょうか。

Column 7

自分にとっての「最適な朝」を見つける

今は24時間、休みなく動いている社会。コンビニや飲食店を利用すれば、昼夜の区別なく生活できてしまう環境にあります。さらにインターネットやＳＮＳの普及で、四六時中、あらゆる情報に接触することができてしまい、心も体も完全に休まることがありません。

こんな状況では、日中と夜間のメリハリもなく、「日の出とともに目覚め、暗くなったら眠くなる」という人間の本来のリズムが崩れてしまいがちです。

働き方や勤務形態にしても、夜勤、シフト制など多様化しており、「昼夜逆転が当たり前」「その日によって寝る時間帯が大きく異なる」という人もいるでしょう。

こうした自然のリズムで眠ることが生理的に厳しくなってきている環境のなかで、自らのコンディションを整えていくために必要なこと。それは「自分にとっての朝」を決めるということです。

朝はリズムを整えるのに最適な時間です。自分の意思で眠ることはできませんが、起きることはできます。

まずは１ヶ月ほど、起床時刻と就寝時刻、その日のコンディション（「体調がよかった」「朝からずっと眠かった」など）を毎日記録し、生活のリズムを俯瞰してみてください。

何時に起きて何時に寝ると調子がいいのか。自分にとっての最適な朝を見つけ、その時間に起きることで、乱れがちなリズムも整いやすくなるでしょう。

▼知識を行動に、行動を習慣に

翠夏は睡眠の悩みを解消し、実は悩みを抱えていた杏子も、改善への確かな道を歩み始めたようです。

睡眠やその悩みの形、深さは百人百様です。
同じ不眠症状でも、寝る前にスマートフォンを見なくなっただけで眠れるようになる人もいれば、本書でご紹介したことを全て行ってもすぐには結果が出ない人もいます。
ただ、本書でお伝えした知識は、効果の大小に個人差はありますが、日常生活に取り入れることで睡眠の質を高めることにつながるのは紛れもない事実です。睡眠の質や量に不安がある方は、ぜひできることを行動に移してみてください。

そして、何より重要なのは、知識を行動にし、行動を習慣にする強い意志です。翠夏だって油断すると、お酒の量が増え、また寝坊に悩まされることになってもおかしくありません。

▼支えになる人と一緒に行動する

もう一つ、杏子にとっての翠夏のように、同じ悩みを共有できる友人や、医師などの専門家も大切な存在です。

知識を行動に移し始めても、症状が重くてなかなか結果が出ないこともあります。翠夏に再会する前の杏子のように、次第に行動する気力を失っていくケースもあるでしょう。

そんなときに、話を聞いてくれる人がいると、正しいと思っていた対策に勘違いがあったと気づくこともありますし、まんが本編にもあるように、うつ病と不眠症状に関連があるという精神面からも、支えになってくれる存在は症状改善の大きな助けになってくれます。

本書をきっかけに、睡眠を改善したいと思った方は、ぜひご友人などと一緒に知識を増やし、行動に移していただければと思います。

最後までお読みいただき、本当にありがとうございました。

参考文献

・『おもしろサイエンス 安眠の科学』内田直、日刊工業新聞社、2013年
・『8時間睡眠のウソ。日本人の眠り、8つの常識』川端裕人／三島和夫、日経BP社、2014年
・『頭・心・体が冴える、仕事リズムのつくり方』ひとリズム研究会（著）／小山恵美（監修）、株式会社クロスメディア・パブリッシング、2011年
・『睡眠の科学 なぜ眠るのか なぜ目覚めるのか』櫻井武、株式会社講談社、2010年
・『快適睡眠のすすめ』堀忠雄、株式会社岩波書店、2000年

【著者略歴】

カミムラ晋作（かみむら・しんさく）

漫画家。愛知県名古屋市出身。原作者と組んで活動することも多い。代表作は『ベクター・ケースファイル』『おとうふ次元』、単著では『マジャン～畏村奇聞～』など。

鍛治恵（かじ・めぐみ）

睡眠改善インストラクター。1989年ロフテー株式会社入社後、快眠スタジオにて睡眠文化の調査研究業務に従事。1999年睡眠文化研究所の設立にともない研究所に異動後、主任研究員を経て2009年まで同所長。睡眠文化調査研究や睡眠文化フォーラムなどのコーディネーションを行う。2009年ロフテー株式会社を退社しフリーに。2010年NPO睡眠文化研究会を立ち上げる。著書に「ぐっすり。」（新潮社）がある。

まんがでわかる！ 元気が出る睡眠

2016年 12月 21日 初版発行

発行 **株式会社クロスメディア・パブリッシング**

発行者 小早川幸一郎

〒151-0051 東京都渋谷区千駄ヶ谷4-20-3 東栄神宮外苑ビル

http://www.cm-publishing.co.jp

発売 **株式会社インプレス**

〒101-0051 東京都千代田区神田神保町一丁目105番地

TEL (03)6837-4635（出版営業統括部）

■本の内容に関するお問い合わせ先 ………… クロスメディア・パブリッシング

TEL (03)5413-3140／FAX (03)5413-3141

■乱丁本・落丁本のお取り替えに関するお問い合わせ先 ………… インプレス カスタマーセンター

TEL (03)6837-5016／FAX (03)6837-5023／info@impress.co.jp

乱丁本・落丁本はお手数ですがインプレスカスタマーセンターまでお送りください。送料弊社負担にてお取り替えさせていただきます。但し、古書店で購入されたものについてはお取り替えできません。

■書店／販売店のご注文受付 ………… インプレス 受注センター

TEL (048)449-8040／FAX (048)449-8041

カバーデザイン 白木原誠

本文デザイン 安賀裕子（cmD）

ISBN 978-4-295-40039-4 C0030

印刷・製本 中央精版印刷株式会社